피부·미용 시술동영상과 저자 직강 녹음강의로 쉽게 배우는

여드름(치료·홍반·흉터)과 모공·주사피부염 실전 진료 매뉴얼

저자 소개

서준빈

- 고려대학교 의과대학 졸업
- 고려대학교 의과대학 석사
- 가정의학과 전문의
- 現 밝은얼굴의원 대표원장
- 前 미소가인피부과 원장
- 前 아토미 알레르기클리닉 원장
- 대한가정의학회 피부질환연구회 주관강사
- 대한가정의학회 춘추계학술대회 피부질환 강사
- 실전진료워크숍 피부질환파트 강사
- 의사포털사이트 닥터빌 강사
- 대한피부모발의학회 정회원
- 대한미용성형레이저의학회 정회원

저서) 동영상으로 쉽게 배우는 피부진료 실전 매뉴얼(2022년 7월)
보톡스와 필러 실전 진료 매뉴얼(2025년 6월)
레이저 실전 진료 매뉴얼(2025년 7월)
리프팅(스킨부스터·고주파·하이푸·실리프팅) 실전 진료 매뉴얼(2025년 9월)

머리말

처음 강의를 맡았을 때에는 다섯 번의 강의를 알차게 구성해서 해야한다는 부담감이 많았는데, 강의 준비를 시작하고 나니 나름 재밌고, 저도 틈틈이 공부를 하면서 지내고 있습니다.

사실 피부 미용에 대한 강의는 많이 있습니다. 큰 학회에서 하는 규모가 큰 학회 강의에서부터, 핸즈온 코스로 진행되는 소규모의 강의, 관련 제조사에서 하는 강의까지... 피부 미용 시장이 커지고, 이 쪽에서 일하시는 선생님들께서 많아지면서 이에 대한 강의도 엄청나게 늘어났습니다. 하지만 그 많은 강의 속에서도 아쉬운 점이 있다면, 이제 피부 미용계에 갓 입문하신 분이나 아직 초보인 분들을 위한 부분이 아닐까 싶습니다. 이 분야에 이제 막 입문하신 분들에 대한 강의는 있지만, 세세한 내용까지 전달하기에는 시간이 부족하거나, 아주 기초적인 내용이라도 편히 소통하면서 질문과 답을 얻을 수 있는 강의는 찾기 힘듭니다.

실전진료워크숍(닥터스북)에서 하는 그 동안의 다른 분야 강의를 들으신 분이라면 아시겠지만, 이 곳에서 하는 강의는 정말 기초적인 내용까지 다루면서도, 당장 내일이라도 적용할 수 있는 실용적인 내용들을 다룹니다. 그러면서도 '이런 것까지 물어봐도 되나' 싶을 정도의 내용들도 같이 공유하고 소통하면서 답을 알아갈 수 있기 때문에 피부 미용에 처음 입문하시거나 아직 모르는 내용들이 많은 분들께 유익하면서도 편하게 들으실 수 있는 강의라 생각됩니다. 저 역시도 이전에 피부질환 진료를 했을 때와 마찬가지로 어렵지 않은 내용을 담으면서도 실용적인 부분을 많이 다루는 방향으로 강의를 준비하고 있습니다.

피부 미용 분야가 블루오션은 아닙니다. 이미 많은 분들이 들어와 계시고, 앞으로 많은 의사분들이 새로 유입될 것입니다. 하지만 시장 자체의 수요도 늘고 있습니다. 병원의 형태는 여러분의 생각이나 상황에 맞게 다양한 모습으로 하실 수 있지만, 시술에 대한 것은 기본이 있고 지켜야 할 부분들이 있습니다. 결과가 좋고 부작용을 피할 수 있는 방법들을 공부하시고, 이 강의들을 바탕으로 그 위에 하나하나 다양한 시술들을 더하셔서 미용의료계의 고수가 되시고, 이 업계의 강자가 되시길 기대합니다.

2025년 11월　서준빈

목차

여드름 4

모공 94

주사피부염 117

부록 DVD 구성

부록으로 제공되는 DVD에는

① 시술동영상

② 저자 직강 녹음강의.mp3 파일이 탑재되어 있습니다.

➘ 시술동영상

CO2프락셀

CO2프락셀 레이저 후(사진)

IPL 광원

시크릿

아그네스

애플토닝

여드름 압출, 스케일링+PDT

피코프락셀

➘ 저자 직강 녹음강의.mp3

→ 녹음실에서 녹음한 것과 같은 잡음없는 녹음기술 적용!!!

여드름(치료·홍반·흉터)

모공

주사피부염

여드름, 모공 치료의 이해와 접근

서준빈
밝은얼굴의원

Derma Start 시리즈

1강: 보톡스, 필러
2강: 기본 색소 레이저 장비에 대한 이해와 색소 질환 치료 적응
3강: 리프팅 관련 피부 노화에 대한 이해와 기본 리프팅 장비 적용
4강: 여드름, 여드름 흉터, 모공 치료에 대한 다양한 접근 (주사피부염)
5강: 흔히 볼 수 있는 피부 질환에 대한 진단과 실제적인 처방법

강의 순서

- 여드름
  - 여드름 발생 기전과 모공 구조
  - 여드름의 종류
  - 여드름 치료: 연고, 경구제, 관리, 레이저...
- 여드름 흉터
  - 흉터 종류
  - 흉터 치료: 여드름 홍반, 색소침착, 파인 흉터
- 모공
  - 모공 악화 과정과 치료
- 주사피부염

강의에 앞서...

- 이전 강의에서 설명드렸던 레이저나 장비에 대해서는 시간 관계상 설명을 생략하거나 줄여서 하겠습니다.
- 미용 관련 치료들이 복합적인 접근을 하기 때문에 중복되는 내용들은 Derma start 1-3강 내용을 참고해 주세요.

여드름(Acne Vulagaris)

여드름 발생 기전

여드름 종류

여드름 치료(연고, 경구제, 필링, 레이저)

미용 분야에서의 여드름

- 미용 분야의 스테디 셀러
- 10대에서 40대 이르기까지 다양한 연령층
- 최근에는 성인 여드름 환자가 굉장히 많음(10대만의 문제가 아님)
- 10대들에 비해 성인들이 여드름 치료에 보다 적극적
- 미용 시술을 안하는 병원이라도 처방전 발행이나 화장품 판매를 통해 조금이나마 수익 가능
- 모공, 여드름 흉터 치료로 연결

피지선-모낭 단위
(Pilo-sebaceous unit)

- 털 + 모낭벽 + 피지선 + 모낭구멍
- 여드름은 피지선-모낭 단위 주변의 만성 염증성 질환
- 피지분비(피지선)와 모낭 벽에 이상이 생기면서 시작
- 4가지 주요 원인
  ① 피지 과다 분비, ② 모낭 입구의 과각화,
  ③ 여드름균, ④염증반응

피지선-모낭 단위

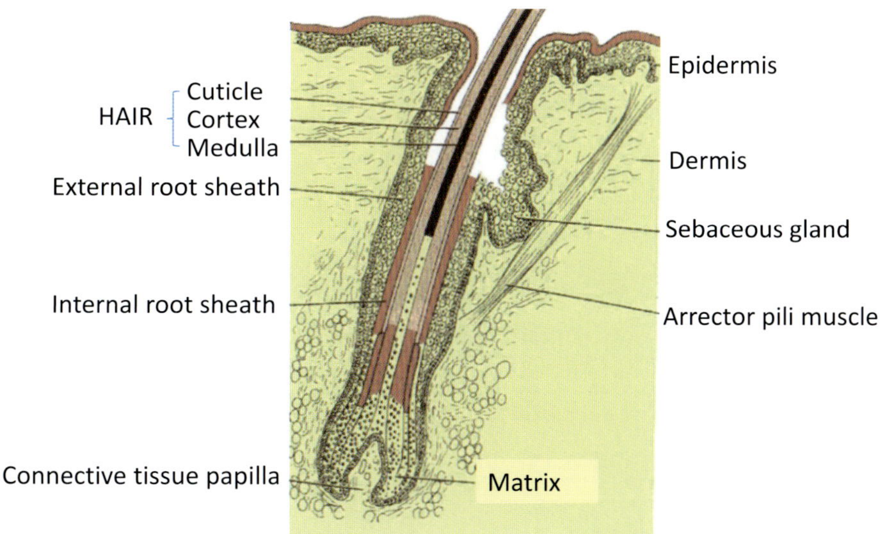

여드름 발생의 주요 4가지 원인

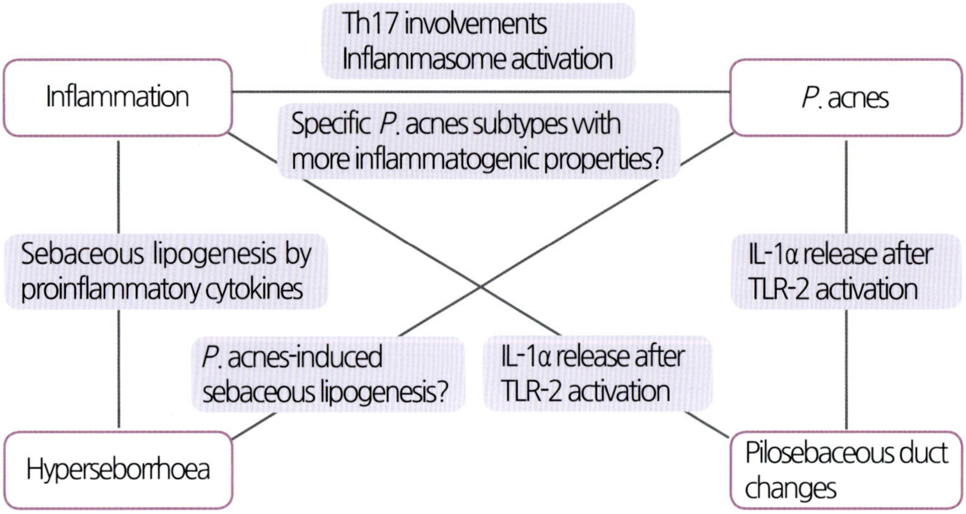

여드름 원인- 피지 과다 분비

- 피지 과다 분비 → 모공의 폐쇄로 인해 모낭 내 정체 → 세균 증식 → 염증
- 피지 과다 분비:

  남성호르몬(안드로겐)이 피지샘 자극

  여성에서 분비되는 etiocholanolone(남성호르몬)이 24세 이후 감소하면서 피지량 감소

  → 성인기 여성 여드름은 피지 조성의 변화가 원인으로 떠오름(산화스트레스에 의해 피지가 산화되고 그 대사 물질이 염증 발생)

여드름 원인-모공 과각화

- 모낭 입구에서 과각질 생성 → 폐쇄면포 형성
- 모공 과각화 원인:

고지방 음식 섭취: 지방산 축적되면서 미세면포 생성

흡연: polycyclic aromatic hydrocarbon

비만: 지방세포에서 분비되는 adipokine 피부 pH 증가

전신 미세 염증 (systemic subclinical inflammation)

모공 폐쇄로 인한 여드름 발생

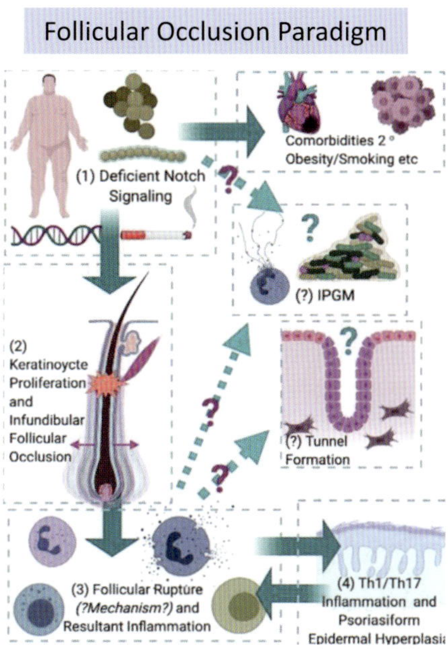

여드름 원인-여드름 균

- 여드름 균

  P.acne → Cutibacterium acnes로 변경

  혐기성 (모공이 막혀 있는 피지샘 근처)

  혐기성 조건에서 피지 이용하여 증식

  두꺼운 필름 형성, 돌연변이 → 약 효과 저하

  염증 반응 유도(IL-1, TNF-α 등 cytokine 방출)

여드름 원인-염증 반응

- 여드름 균의 자극

  → 면역세포 활성화하여 염증 반응 유도
- 농포(pustule), 결절(nodule), 낭종(cyst)으로 진행
- 만성질환처럼 꾸준한 관리 및 치료 필요

여드름 진행과정

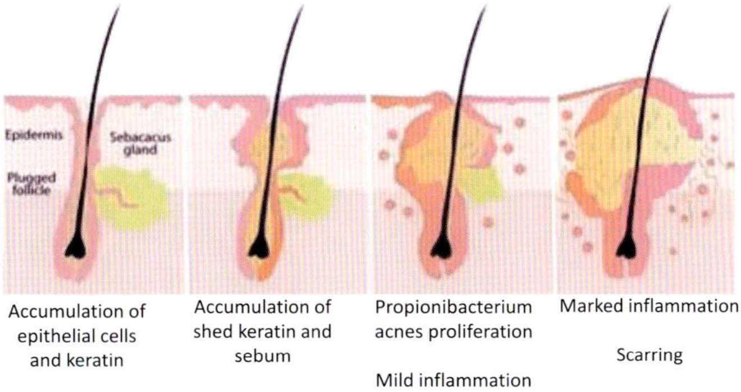

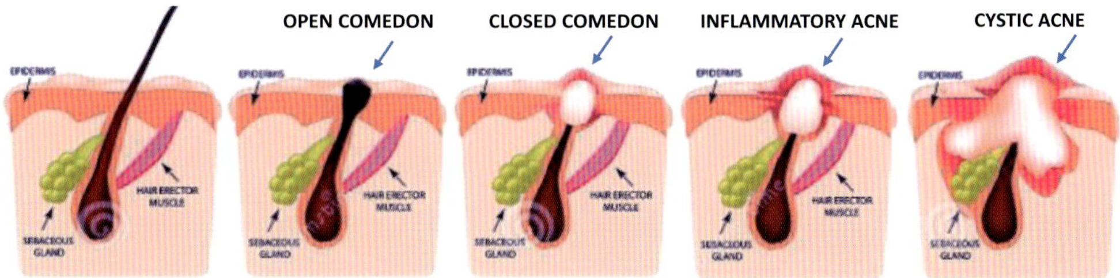

그 외 여드름 원인-호르몬

- 사춘기 이후, 성인형 여드름은 여드름 주요 원인 외의 요인들 영향 많이 받음
- 특히 여성들은 호르몬 영향 많음: 생리 양상, PCOS 등 호르몬 변화
- 디하이드로테스토스테론(DHT): 피지샘 자극 효과(난소, 부신)
- 프로게스테론: 생리 전, 피지 분비 증가, 모공 폐쇄
- 에스트로겐: 피지 분비 억제, 항염 효과 → 감소하면 여드름 악화될 수(폐경)
- 스트레스 → 부신 자극 → 코티졸, 안드로겐↑ → 여드름 악화

여드름과 식이의 연관성

- 예전에는 '관련 없다' 최근에는 '있을 수 있다'
- 높은 당부하 식이가 여드름 악화: IGF-1 분비되고 이것이 안드로겐 호르몬 증가시키면서 피지 분비 자극
- 우유(유제품), 포화지방산: 탈지 우유(가공 과정에서 호르몬 IGF-1, 안드로겐 전구체가 상대적으로 높아질 수 있음)

여드름과 식이의 연관성

- 고탄수화물(빵,햄버거,햄,피자), 고지방 식이(콜레스테롤, 트랜스지방)
- 비만인 아이들에서 여드름 발생 확률이 2.6배 높다는 연구
- 무조건 제한시키기보다는, 환자(보호자)에게 식사 일기 등을 쓰면서 여드름과 음식과의 연관성을 고민하고 찾아볼 수 있게끔 유도

여드름을 악화시키는 식이

여드름을 악화시킬 수 있는 식품들

식품 종류	이유 및 기전
고당지수(GI) 식품	혈당상승 → 인슐린/IGF-1↑ → 피지선 자극 예: 흰쌀밥, 흰빵, 케이크, 과자 등
유제품(특히 탈지우유)	IGF-1 함유/호르몬 잔존물 가능성 → 피지 분비 촉진, 염증 유발
당분/초콜릿	고당 + 지방 + 유제품 조합 → 염증성 여드름 유도 가능
지방 많은 가공식품	포화지방 + 트렌스지방 → 전신 염증↑
일부 음료 (에너지 드링크 등)	당류 과다 + 카페인 → 호르몬 자극 가능성

여드름에 도움이 되는 식이

권장되는 식품

식품	이유
저당지수 식품(현미,귀리 등)	인슐린 반응 최소화, 혈당 안정
오메가-3 풍부한 생선(연어, 고등어)	항염증 효과
식이섬유 풍부한 채소·과일	혈당 조절 + 장 건강 → 염증 감소
녹차, 항산화 식품	항염 + 항산화 효과
충분한 수분 섭취	피부 장벽 유지 + 피부 희석에 도움

모공의 구조와 확장 기전

- 모공: 피지선과 연결되어 있는 피부 표면의 입구
- 피지, 각질, 노폐물 등의 배출 통로
- 모공의 확장 기전은 여드름과 비슷
- 과도한 피지 분비, 과각질화로 인한 모공 입구 폐쇄, 염증 및 조직 손상, 콜라겐 감소 및 피부 노화, 유전적 요인 및 피부타입(지성), 모공 주변 섬유화 및 함몰(여드름 흉터)

모공 원인-피지 분비 과다

- 피지 분비가 많아지면서 모공 내 피지 축적 증가
- 피지 배출량이 늘어나면서 물리적으로 모공이 확장
- 이마, 코 주변: T존
- 안드로겐 증가(사춘기, 스트레스, PCOD)

모공 원인-
과각질화+염증 및 조직 손상

- 과각질화로 인한 모낭 입구 막힘
- 폐쇄된 공간에 피지가 쌓이면서 모공이 팽창
- 면포가 터지거나 염증이 발생하면 구조적인 손상도 초래
- 여드름 염증이 심해지면 모낭벽 파열 및 진피 손상 유발
- 염증 후 섬유화가 진행되면서 진피 구조가 망가지고, 이로 인해 모공 피부의 처짐

모공 원인-노화

- 노화로 인한 콜라겐, 엘라스틴 등의 탄력 섬유 감소로 인해 탄력 저하
- 탄력이 저하되면서 모공이 늘어짐
- 30-40대 이후의 모공 문제는 늘어진 모공
- 치료 접근을 30대 이전과는 달리 접근 해야 효과를 볼 수 있음

여드름 종류(형태)

- 보통 폐쇄면포, 개방면포, 구진성 여드름, 화농성(농포성) 여드름, 결절성 여드름, 낭종성 여드름 6가지 형태로 나눔
- 크게 비염증성, 염증성 여드름으로 나눔
- 면포: 피지 분비 과다 + 각질 이상 각화 → 모공 폐쇄로 발생
- 단일 형태로 존재하기 보다는 여러가지 타입이 혼재되어 나타나기 때문에, 치료 할 때 어디에 더 포인트를 주고 갈지 생각해봐야 함

Whiteheads(폐쇄면포)

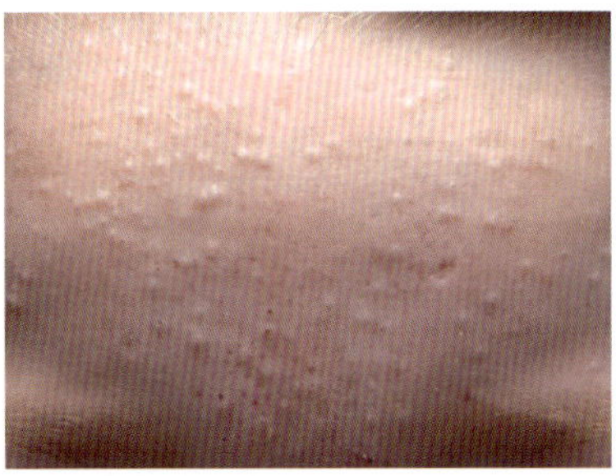

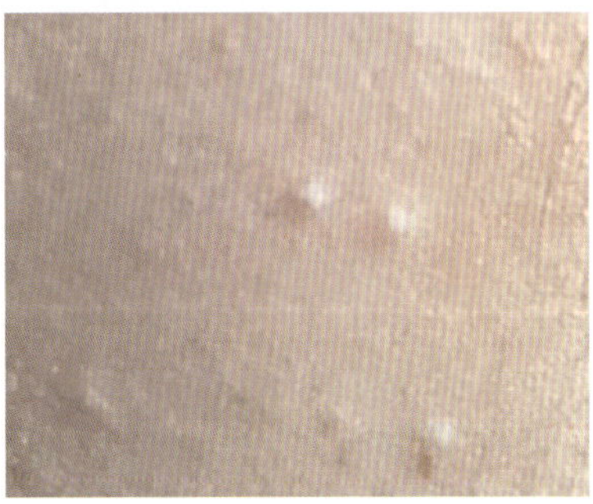

- 피지(oil)와 각질(dead skin)로 찬 부분이 모공을 막은 부분
- 흔히 좁쌀 여드름이라 부름

Blackheads(개방면포)

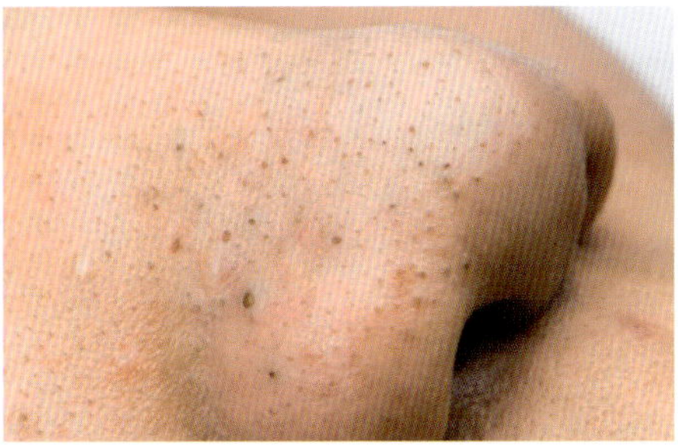

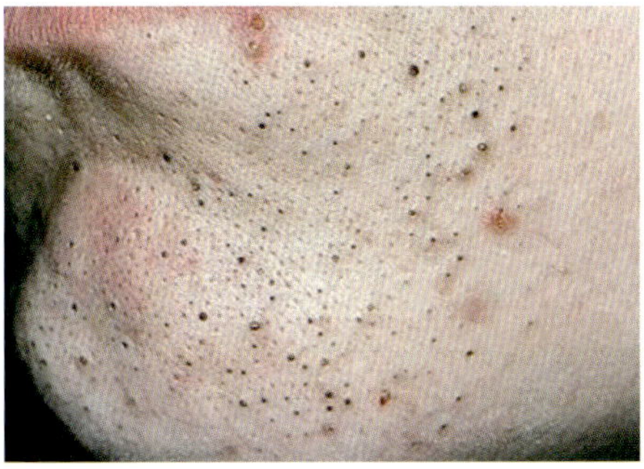

- Blackheads(개방면포):
  면포가 공기 중으로 노출이 되면서 산화가 되어 검게 보이는 부분

구진성 여드름(papules)

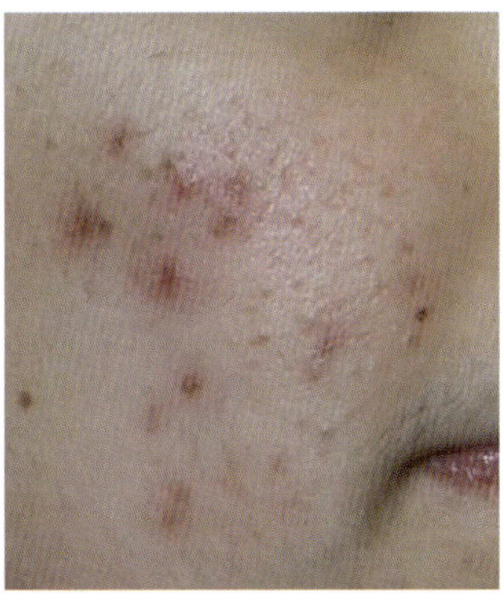

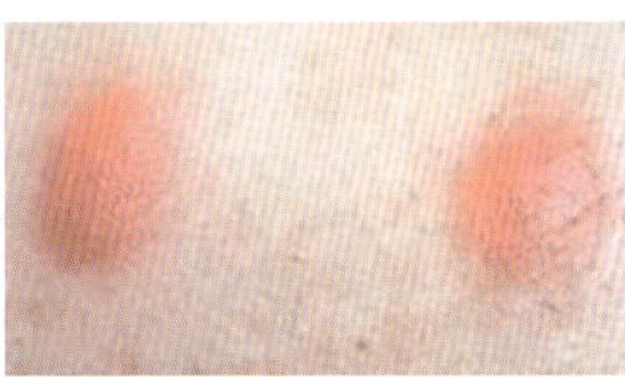

- red or pink bumps
- 폐쇄된 환경 속에서 피지나 각질이 유리지방산과 과산화지질로 바뀌면서 주변 피부에 자극을 주고 세균이 번식하면서 발생
- 자극에 민감하기 때문에 자칫 자가로 잘못된 압출을 하다가 염증이 안쪽으로 더 확대될 수 있음
- 초기 염증성 여드름

Pustules(농포성/화농성 여드름)

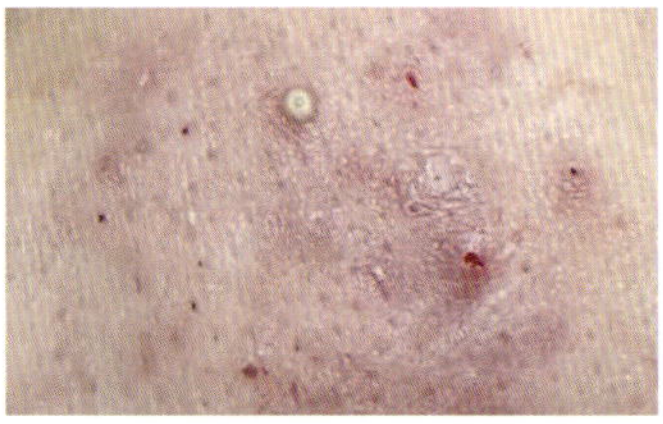

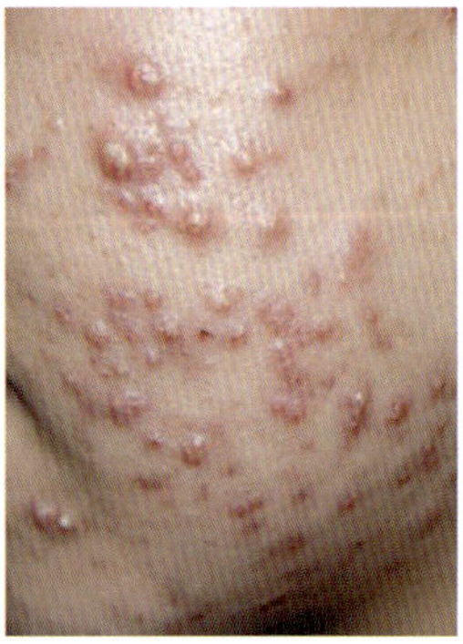

- white or yellow head (pus)
- 결절이나 낭종성 여드름으로 발전할 수 있고, 그대로 방치할 경우 염증이 호전되고 나서도 색소침착이나 파인 흉터를 남길 수 있음
- 진행된 염증성 여드름

Nodules(결절성 여드름)

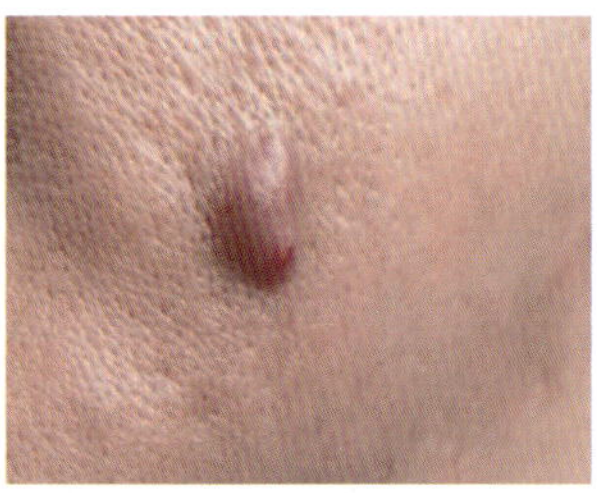

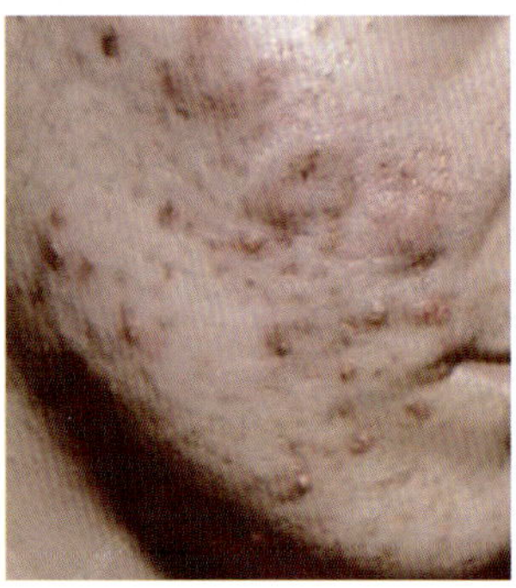

- located deeper underneath the skin
- 피부 밑으로 단단하게 만져짐
- 압출이 잘 되지 않음
- 모낭 벽이 완전히 파열되어 진피층까지 염증 확산 → 주변 조직 손상
- 차후에 비대성 흉터나 켈로이드 남을 수 있음

Cysts(낭종성 여드름)

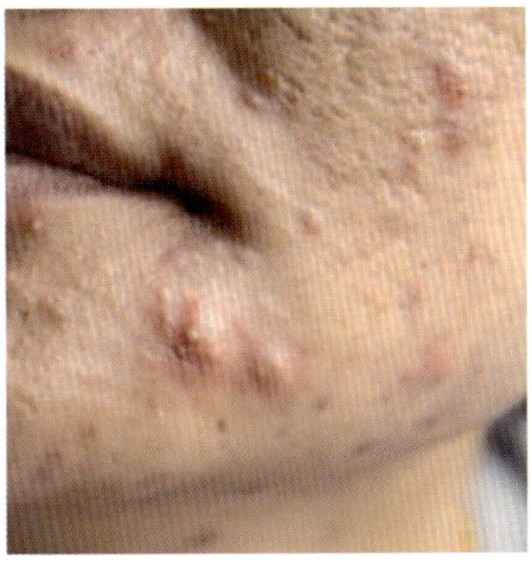

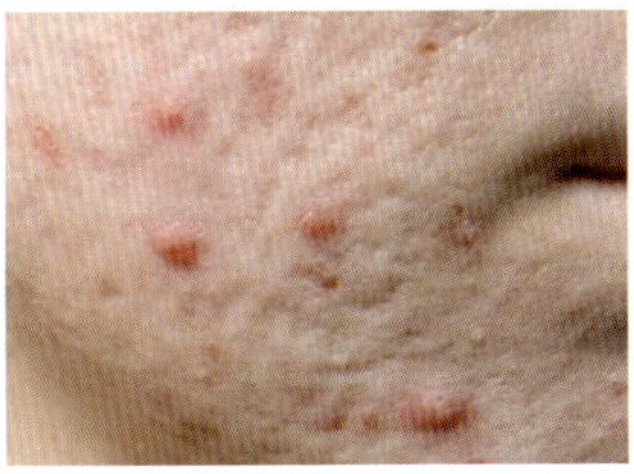

- large painful, swollen, red and white bump, 피지+각질+세균, 깊이도 결절성 보다 깊게 위치, 흉터 가능성 높음
- Cyst: 고름주머니
- Nodulocystic 형태로 많이 존재
- 중증 여드름

여드름 형태

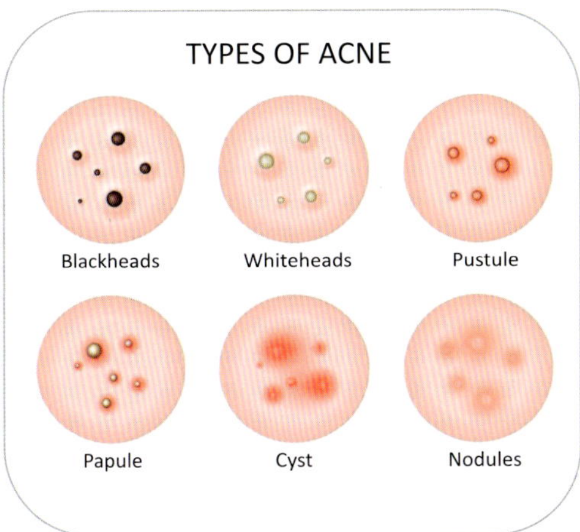

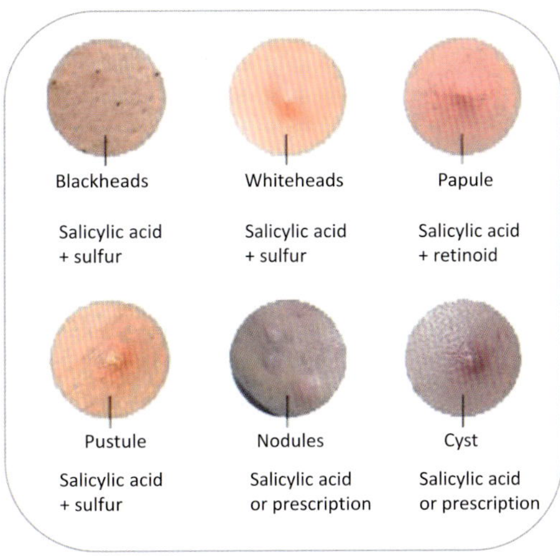

여드름 형태

Non-inflammatory Acne

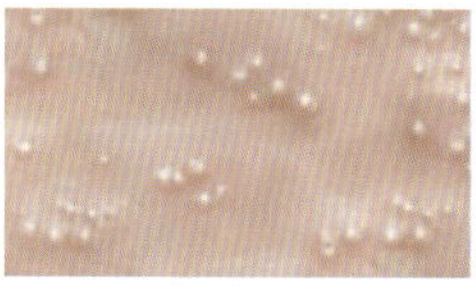

Whiteheads

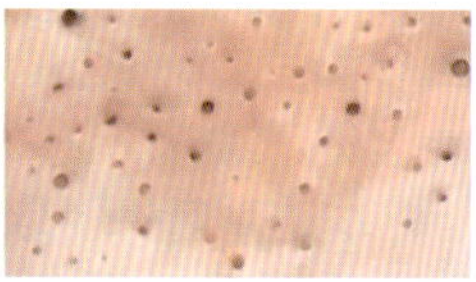

Blackheads

Inflammatory Acne

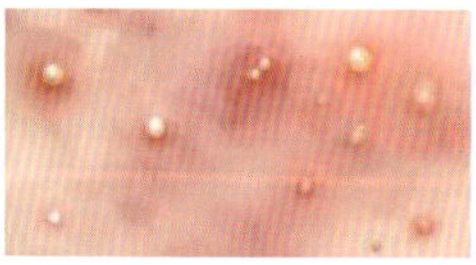

Papules/Pustules

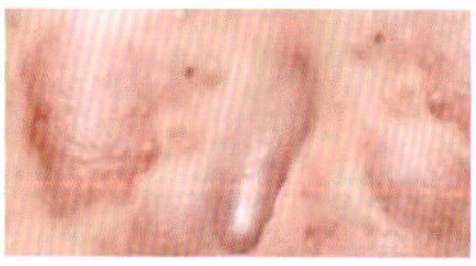

Nodules/Cysts

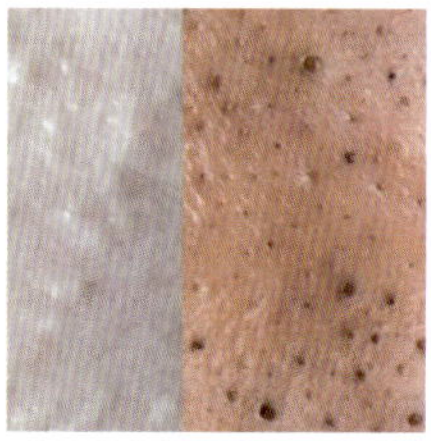

Non-inflammatory Acne

Inflammatory Acne

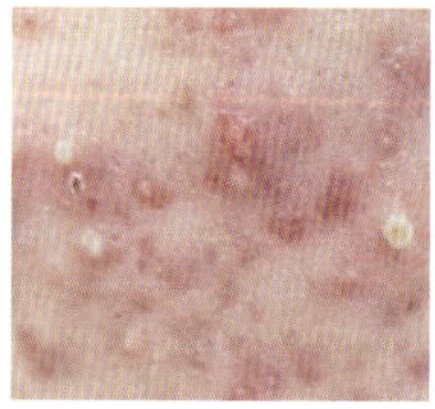

여드름 치료

연고제 / 경구제 / 필링(관리) / 레이저

여드름 연고

- 비염증성 여드름은 모낭입구의 과각화증을 해결, 염증성 여드름은 세균과 염증 억제 방향의 치료
- 경한 경우에는 여드름 연고 치료만 처방 나가기도 하나, 증상이 심한 경우에는 치료를 다양하게 접근
- 증상에 따라 한 가지 연고 보다는 치료 기전이 다른 연고들을 혼합하여 처방
- 비타민A유도체(Retinoids), 항생제, 살균제, 아젤라익산

레티노이드 연고

- 모낭 각질화 과정 억제: 턴오버 촉진(각질 정상화)
  → 모공 폐쇄 억제
- 면포 형성 저해 및 배출 촉진, 피지 생성 억제
- 항염 작용
- 염증성, 비염증성 모두 효과, 내성 없음
- 올라온 여드름 증상 완화 + 새로운 여드름 생성 억제
- FDA Class C (tazarotene은 class X)

비타민A 유도체(레티노이드) 연고

- 1세대 : tretinoin: 여드름/항노화, 자극과 광과민성 부작용: 스티바
- 2세대: isotretinoin, alitretinoin
- 3세대 : adapalene: 여드름, 자극과 광과민성 낮음: 디페린겔, 에피듀오겔
- 4세대: trifarotene: RAR-γ (retinoic acid receptor) 선택적 작용, 부작용 최소화: 아크리프 크림

비타민A 유도체 연고 종류

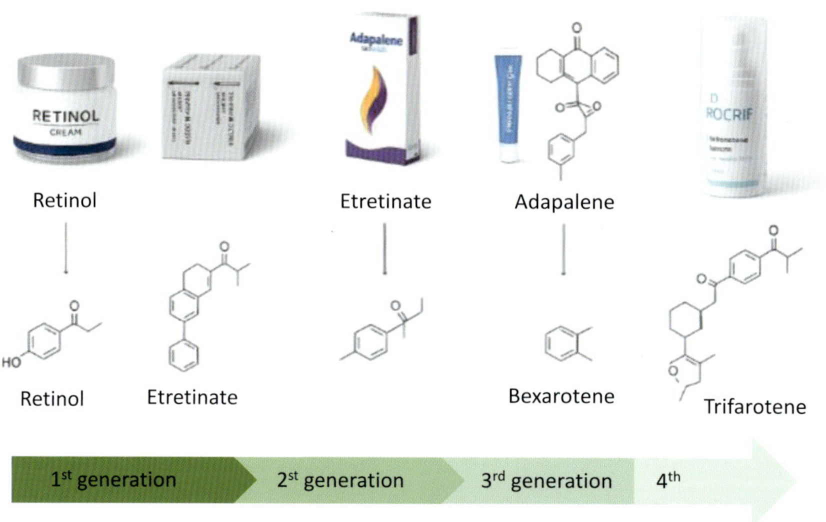

레티노이드 연고: 1세대

- Tretinoin : 스티바-A(0.01%,0.025%,0.05%,0.1%),
  현재 단종
  투앤티 크림
- 피부자극, 피부 박탈, 홍반, 광과민성 등의 부작용: 소량부터 천천히, 약산성비누 사용
- 색소뿐만 아니라 피부결 개선 등의 효과로 처방이 나가기도 함

레티노이드 연고: 3세대

- Adapalene : 디페린겔, 에피듀오(+bezoylperoxide)
- 에피듀오(0.1%) 9세 이상 사용가능 (대부분 여드름 연고는 12세 이상)
- 에피유도 포르테(0.3%)는 12세 이상
- Adapalene은 Tretinoin보다 작용 시간 빠르고 자극이 적음, 면포 억제 작용 있어 염증성/비염증성 모두 효과

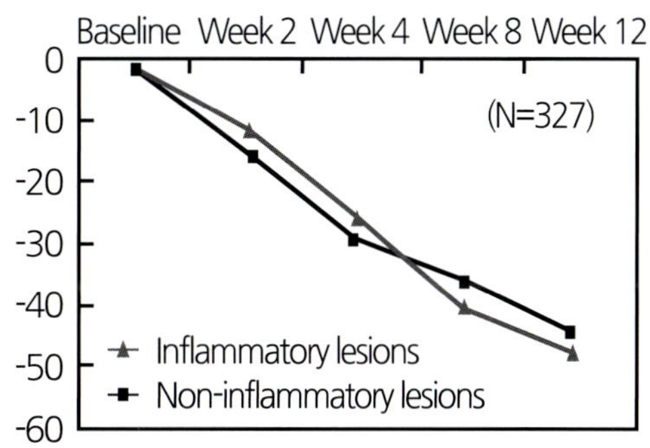

레티노이드 연고: 4세대

- Trifarotene: 선택적 RAR-γ 수용체 작용제
- 레티노이드 수용체 중에 가장 풍부한 γ 수용체 작용
  → 선택적 작용
- 아크리프
- 등, 가슴 등의 넓은 부위 여드름에 FDA 승인
  → 얼굴, 몸 여드름 동시 치료 가능
- 몸은 괜찮은데, 얼굴에 사용 시 자극감 있을 수 있음

레티노이드 연고: 4세대

- 선택적 작용으로 인해 이전 성분들에 비해 피부 자극이 적고, 항염 효과가 더 뛰어남
- PIH나 색소 억제 효과가 있어서 여드름 후 PIH에도 도움
- 전신 흡수 낮음
- 자외선 차단제는 필요

Retinoid reaction(initial flare-up)

- 레티노이드 경구제, 연고 사용 초기에 피부 상태가 일시적으로 악화되는 현상
- 피부 각질 세포 탈락 주기가 촉진 되면서 폐쇄 면포가 급속히 열리고 염증화되면서 일시적으로 여드름이 증가
  → 여드름 악화라기보다는 깔려 있던 여드름이 빨리 드러나는 것이라고 설명
- 연고: 1-2주, 경구제: 2-3주

항생제 연고

- 직접적인 제균보다는 항염증 작용으로 치료
- 면포성 병변에는 치료 효과 떨어짐
- 장기간 사용시 내성 가능성: 8-12주간 도포, 하루 2회
  → 항생제 저항성이 점차 늘어남 → 단독 보다는 병용 치료(BPO 또는 레티노이드)
- 경구용 항생제와 병용하기 보다는 레티노이드 경구제와 병용
- FDA class B

항생제 연고 종류

- Clindamycin: 크레오신티, 클린디올
- Erythromycin: 에리아크네, 예그린
- Nadifloxacin: 나딕사 크림
- Metronidazole: 로젝스겔
- 레티노이드 연고의 피부 자극이나 광과민의 부작용이 거의 없음

Benzoyl peroxide 연고

- 다른 국소항생제가 정균 작용을 하는데 비해 살균작용, 각질용해작용과 면포 형성 억제 작용
- 염증성 + 비염증성 병변 호전
- 비교적 즉각적인 효과
- 내성 없음
- 4-8도 저온보관

BPO 연고

- 2.5%, 5%, 10% 등 농도별로 있는 제품도 있음
- 레티노이드 연고와 비슷하게 피부 건조, 박탈, 자극 등의 부작용이 있음
- 광독성은 없지만 자외선에 민감할 수 있음
- 의류에 표백 작용
- 파티마겔, 듀악겔(+clindamycin), 에피듀오겔(+adapalene)

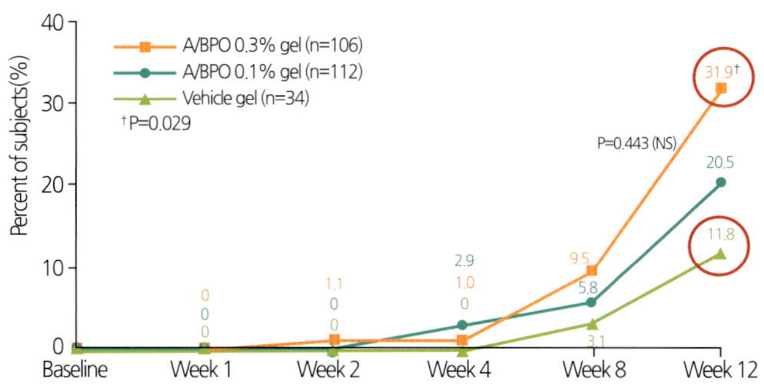

Dose-dependent clinical success rate(IGA) of 0.3A/BPO, A/BPO, and vehicle in patients with severe acne at baseline. From Weiss et al.[68]

Reduction of Propionibacterium acnes with topical therapies. Reprinted with permission from: Leyden JJ. Current issues in antimicrobial therapy for the treatment of acne. J Eur Acad Dermatol Venereol. 2001:15(Suppl 3):51-

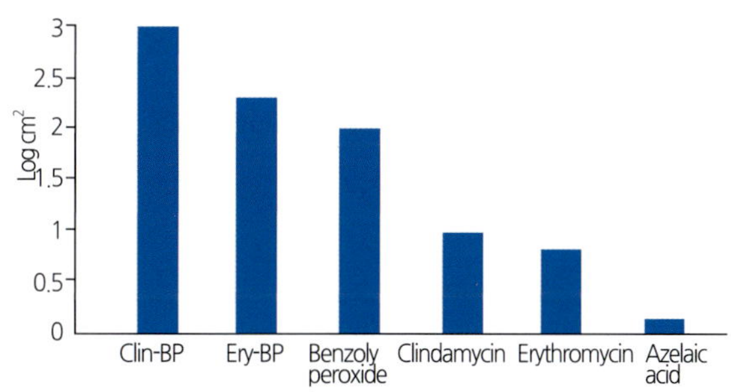

레티노이드, BPO 연고 사용 팁

- 피부 자극을 피하는 방법
- 초기에는 격일로 사용하면서 피부 자극도 살핌
  → 괜찮으면 매일 사용
- 소량 도포: 면봉으로 찍어주듯이 바르세요
- 보습제: 연고 사용 후 보습제 or 보습제와 희석
- 자외선 차단제

아젤라익산(Azelaic acid)

- 항균효과, 경도의 면포 용해 효과, 항염 작용
- 염증성 병변, 비염증성 병변 모두 효과
- BPO, 레티노이드, 항생제 연고에 비해 효과가 약한 편
  → 부작용도 거의 없음
- 즉각적인 효과 보다 4주 이상 사용하면서 서서히 좋아짐

아젤라익산

- 내성 없음
- PIH에도 일부 효과
- 아젤리아 크림
- FDA class B → 임신 중 사용 가능
- 안전성, 부작용이 적기 때문에 피부가 민감하거나 임신 중에 사용 가능하다는 장점

연고 병합요법

- 레티노이드 + 항생제: 디페린 + 크레오신티
- 레티노이드 + benzoylperoxide: 디페린 + 파티마겔, 두 연고 시간차이를 두는게 좋지만 순응도 고려하여 동시에 바르거나 혼합제 고려
- 레티노이드 + 아젤라익산
- 듀악겔(benzoyl peroxide+clindamycin)
  에피듀오겔(adapalene+benzoyl peroxide)
  벤자마이신겔(benzoyl peroxide+erythromycin)

일반의약품 여드름 연고

- 살리실산: 각질 정리, 피지 용해: 클리어틴, 클리톡, 에크린겔
- 아젤라익산: 아젤리아 크림
- 이부프로펜피코놀: 애크논크림
- 항생제: 에스로반
- BPO: 파티마겔, 톡클리어겔, 벤작에이씨겔

피부 타입별 연고제

- 지성 여드름 피부: BPO, 아다팔렌, BPO + 아다팔렌
- 건성 여드름 피부: 피지 분비가 적고 각질로 인한 모공 폐쇄 → 아젤라익산 + 보습, 아다팔렌(저농도, 희석)
- 민감성 피부: 아젤라익산, 나이아신마이드(저농도)
- 염증성 여드름: BPO + 항생제, BPO + 아다팔렌
- 면포성 여드름: 레티노이드
- 색소침착 동반 여드름: 아젤라익산, 트리파로텐

여드름 먹는약

- 연고에 반응 없는 경우, 중등도 및 중증의 여드름, 광범위, 연고에 비해 빠른 효과
- 충분한 치료 기간: 항생제 2-6개월, 레티노이드 4-6개월
- 호르몬제도 가능하나 미용 클리닉에서 실제 처방은 드문 편

경구 항생제

- Tetracycline, Macrolide
- 여드름균 증식(C.acnes) 억제 + 항염증 효과
- 염증성 여드름을 상대적으로 빠르게 호전
- 3개월 이상 복용 시에는 내성 가능성 있음
- 가급적이면 교차내성 방지하기 위해 연고는 항생제 성분이 아닌 다른 연고로
- 레티노이드/ benzoyl peroxide 연고와 병용

경구 항생제(Tetracycline)

- Doxycycline: 100mg 1일2회, 오심/ 구토, 광과민성, 치아 착색
- Minocycline: 50-100mg 1일2회, 오심/ 구토(Doxy보다 적음), 피부/ 손발톱착색
- 광과민성: 자외선 차단제

경구 항생제(Macrolide)

- Roxithromycin 150mg 1일2회(피지조절제와 병행 가능)
- Clarithromycin 250-500mg 1일 2회
- Azithromycin 3일간 500mg 복용 후 4일 휴약 주기요법 3개월
- Erythromycin은 임산부, 8세 미만 사용 가능하지만 실제로는 사용 X

경구 레티노이드

- Isotretinoin
- 로아큐탄(생산중단), 이소티논, 니메겐, 제로큐탄,
  오피큐탄, ...
- 여드름 주요 4원인에 모두 효과:
  피지 분비의 증가: 피지선 위축, 분비 감소
  과각화증: 각질 형성 정상화
  여드름균: 모공 환경 건조화로 균 증식 억제
  염증반응: 항염 작용

경구 레티노이드

- 피지 생성 억제: 가역적이기는 하지만 복용 용량, 기간에 따라 수개월~수년간 유지 가능
- 얼굴뿐만 아니라 두피, 체간, 상하지 피지 분비 억제
  → 얼굴 이외 부위 여드름, 염증 감소
- 모공 과각화증 정상화: 모공 감소의 효과
- 투여 초기에 일시적으로 악화(initial flare-up) 될 수 있으나 (미리 설명) 서서히 호전(피지선 위축 및 피지 분비 감소 효과는 2-3주 지나면서 서서히 나타남)

경구 레티노이드와 항생제

- 병용은 금기(Roxi 제외): 가성뇌종양(뇌압 증가)
- 이론적으로 경구 항생제를 복용하다가 경구 레티노이드로 넘어갈 때 휴약이 필요(eg: 미노사이클린 반감기를 고려했을 때 3-5일 후 완전 배출)
- 2주 미만 복용 시 휴약은 필요 없음
- 항생제를 장기 복용(3개월 이상)한 경우에는 1-2주간 휴약 후 경구 레티노이드 시작

경구 레티노이드

- Kg당 0.1-2.0mg, 대부분 10-20mg/d
- 보통 10mg 1일 1회, 심한 경우 10mg 1일 2회
- 부작용은 사용량에 비례, 상태 보면서 감량, 치료 시작 시 동의서 , 1달(30일) 이상 처방 불가
- 누적 용량 : 120~150mg/kg 미만의 누적 용량, 국내 연구에서는 80mg/kg(1년 내 재발률 감소) → 현실적으로 이렇게 복용하기가 힘듦
- 항생제 연고, benzoyl peroxide 연고와 병행

경구 레티노이드

- 12세 미만에서는 권장 하지 않음
  → 만 12세 이상에서 처방 가능
- 개인적으로는 12세 미만에서도 여드름이 심하여 차후 흉터, 색소침착 가능성이 높으면 부모님 동의 하에 처방하기도 함
- 기형 유발: 복용 후 생리 1-2주기 이후 임신 권유
- 간기능 이상, 지질 수치 증가: AST/ALT, TG 3-개월 간격 확인

경구 레티노이드 부작용

- Tetracycline과 병행 시 가성뇌종양 가능성 → 병행 x, 항생제 중에는 roxithromycin과 병행 가능
- 피부건조(입술, 구순염, 안구건조), 피로, 무력감, 탈모, 두통, 기형유발(1개월 이상 피임), 간수치/TG 상승, 우울증, 광과민성(복용 기간 중 썬크림), 손발바닥 피부 박리, 근육통/ 관절통, 배통(등통증, 특히 청소년), 코점막 건조(코피), 빈혈

이소트레티노인 **환자 동의서**

의사가 환자에게 임신관련 위험성을 고지하고 이에 대한 인지 여부를
동의 받는 방식과 절차는 자율적으로 진행할 수 있습니다.
환자에게 고지되어야 할 주요 내용의 예시는 다음과 같습니다.

- 다 음 -

1. 이소트레티노인은 비타민 A의 대사체로 피지 분비를 감소시켜 여드름치료제 사용됩니다.
2. 약 복용 중 임신을 할 경우에는 태아 기형이 유발될 수 있으므로 임신 중이거나 임신할 가능성이 있는 경우 이 약을 복용해서는 안됩니다.
3. 임신 가능성이 있을 경우, 임신 유무를 확인하고 1달 후 재확인하여 임신이 아니면 약을 복용합니다.
4. 약 복용 1개월 전 복용 중 및 중단 1달까지 효과적인 두가지 피임을 합니다.(콘돔, 피임약 복용 등)
5. 약 복용 중 및 중단 1달 이내 임신을 하거나 임신이 의심되는 경우 처방의사와 상담을 받아야 합니다.
6. 다른 질환이 있거나, 복용약이 있는 경우 진료 시 담당의사에게 반드시 고지해야 합니다.
7. 약 복용 중, 혹은 중단 1달까지 헌혈을 금합니다.
8. 약은 타인에게 양도해서는 안됩니다. 치료 종료 후 남은 약은 약사에게 반납합니다.

본인은 담당의사(처방한 의사 본인이 기재 **)로부터**
본 의약품의 사용 전 위 사항에 대한 충분한 설명을 듣고 이해**하였습니다.**

날짜: 년 월 일
이름: (서명)

경구제 복용

- 염증성 여드름 위주일 때 단기간 빠른 효과를 보고 싶으면 경구 항생제 2-4주
- 면포 위주의 여드름은 피지억제제
- 혼재되어 있을 때에는 처음부터 피지억제제를 처방, 빠른 호전을 원할 때에는 항생제 처방 후 피지 억제제를 이어서 복용하시게끔
- 단일 경구제에 반응이 없거나 정말 심한 경우에는 Roxi + 피지억제제

여드름 염증 주사

- 성분: 트리암시놀론 + 식염수 or 리도카인 + 증류수
- 트리암시놀론 가루를 현탄액 형태로 만듦
  → 다른 스테로이드에 비해 피부 조직에 머무르는 시간이 길어 국소 부분의 항염 작용을 내기에 적합
- 비교적 빠른 항염 효과(면포에는 효과 X)

여드름 염증 주사

- 1cc 주사기에 triamcinolone을 원하는 농도만큼 주입하고 합해서 총 1cc가 되도록 리도카인과 증류수를 섞음
- 1:9인 경우 traiam 0.1cc + 리도카인 0.5cc + 증류수 0.4cc를 mix → 1:9, 2:8, 5:5
- 증류수 대신 탄산수소나트름과 리도카인을 1:9 비율로 섞는 방법도 있음

여드름 염증 주사

- 충분히 주입한다는 생각보다는 찌르고 살짝 넣고 나온다는 생각으로 주사(0.02~0.05mL)
- 통증, 멍, 피부 함몰/ 위축(진피층 위축, 피하지방층 위축), 저색소증
- 부작용 중에 함몰이 종종 올 수 있음
  → 심하지 않은 경우에는 1-2달 내에 자연적으로 좋아짐
  → 필요하면 생리 식염수 주사

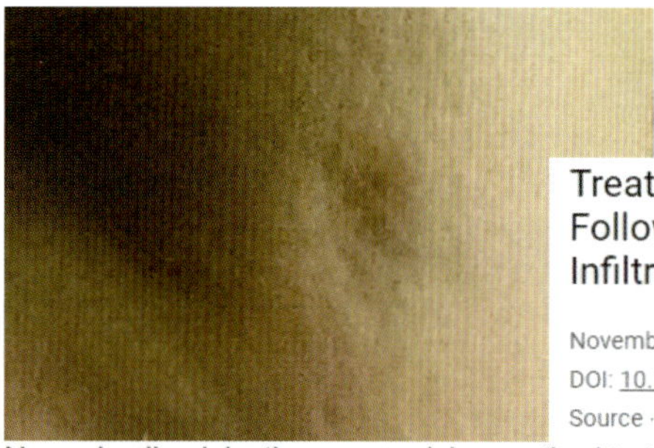

Treatment of Local, Persistent Cutaneous Atrophy Following Corticosteroid Injection with Normal Saline Infiltration

November 2005 · Dermatologic Surgery 31(10):1340-3
DOI: 10.1111/j.1524-4725.2005.31216
Source · PubMed

Normal saline injection; a promising method to treat steroid-induced atrophy

Maryam Sadat Sadati, MD [1,2]
Nahid Hemmatian Boroujeni, MD [1,2]
Mozhdeh Sepaskhah, MD [1,2]

1. Molecular Dermatology Research Center, Shiraz University of Medical Sciences, Shiraz, Iran
2. Dermatology Department, Shiraz University of Medical Sciences, Shiraz, Iran

Corresponding author:
Nahid Hemmatian Boroujeni, MD
Molecular Dermatology Research Center, Dermatology Department, Faghihi Hospital, Shiraz, Iran
Email: n_hemmatian_b@yahoo.com

Received: 27 May 2018
Accepted: 3 July 2018

Subcutaneous fat atrophy at the site of multiple injections can follow intradermal or intramuscular administration of steroids to treat inflammatory diseases. This condition takes several months to develop, and usually patients seek medical attention due to cosmetic deformities. Several methods, including fat transfer, filler injection and normal saline injection have been proposed to treat steroid-induced atrophy. However, no standard procedure has been established for normal saline injection in terms of quantity and time interval between sessions. Normal injectable saline was administered every other week for 3 months, followed by 3 months' rest. During follow-up, the response was satisfactory. As far as the authors are aware, this is the first demonstration of this method's applicability to cases of steroid-induced atrophy in pediatric settings.

Keywords: steroid-induced atrophy, normal saline, pediatric

Iran J Dermatol 2018; 21: 20-22

염증 주사 후 함몰 시 대처

- 국소 위축 부위에 생리식염수 반복 주입
- 잔존한 스테로이드 희석(wash out), 조직 재생 촉진(기계적 자극으로 fibroblast 자극), 함몰 부위 볼륨 채우면서 염증 완화 유도
- 진피 주변으로 주사한다는 느낌
- 함몰된 부분이 부풀어 오를 정도로 주입
- 2-4주 간격으로 3-5회 반복

여드름 필링

- 여드름 관련 화학적 박피술(필링)도 여전히 여드름 치료에 많이 활용
- 모공 폐쇄 해소: 각질 탈락 촉진, 각질/ 노폐물 제거
- 피지 억제: 일부 필링제는 피지 분비 감소시킴
- 항염: 염증 유발 억제, 염증 호전, 균 감소
- 색소 개선: PIH 완화

여드름 필링

- 한창 올라와 있는 여드름을 빨리 호전시켜주는 효과
- 레이저 등의 장비 시술과 병행 가능
- 필링제의 강도를 잘 파악하여 환자 피부 상태, 민감도 등 에 맞춰 선택

제스너필

- 살리실산, 리소시놀, 락티엑씨드, 에탄올
- 필링: 약산성 물질을 흡수시켜 피부 표면의 죽은 조직(각질)을 제거하여 표피 재생 및 깊게는 진피 리모델링 촉진
- 제스너필을 포함 약한 필링은 표피층까지(표층 박피)
- 각질을 제거 → 모공과각화/ 모공폐쇄 완화 → 여드름 호전

제스너필

- 1-2주 간격(심할 때는 매주, 호전되면 점차 간격 늘리기, 피부 각질층은 2주마다 재생성)
- 비교적 빠른 효과, 여드름 치료의 기본
- 과량을 묻혀 필링을 하면 약한 필링제라 하더라도 화상 위험 → 듬뿍 묻혀 필링 하지 말 것!
- Modified Jessner's Peel: 리소시놀 제외 or 대체

제스너필

- 표피~진피 상부
- 염증성, 비염증성 모두 가능
- 피지 분비만 많은 경우, 지성 피부에도 가능
- 강한 필링제는 아님
- 중화제 따로 필요 없음
- 제스너필 + PDT, 제스너필 + 여드름 레이저

제스너필 만드는 방법

1. 리소시놀(결정으로 되어있음) 14g
2. 락틱애시드(젖산) 14g (액체 11.6cc 정도)
3. 살리실릭애시드(결정) 14g
4. 1~3을 비이커에 넣고 에탄올(용매)로 채워서 100cc 만듦 (잘 저어줘야 함)

- 하프 제스너는 제스너 50% 희석: 제스너와 에탄올 1:1로 섞기

Modified 제스너필

- 리소시놀 대신 구연산 8g
- 구연산 8g + 락틱애시드 17g + 살리실릭애시드 17g
- 에탄올 넣어서 총 1000cc 만듦
- 필링 재료들은 모두 인터넷에서 구매하여 직접 제작 가능

단순 여드름 관리/스케일링/PDT

- 클렌징 → 압출 및 주사 → al+ice → HeNe → 진정팩
- 클렌징 → 압출 및 주사 → 필링 → al+ice → HeNe → 진정팩
- 클렌징 → 압출 및 주사 → 필링 → al+ice → ALA마스 (불 off, 20-30분) → 자가세안 → LED(blue) or IPL 같은 레이저 광원 → 진정팩

여드름 압출, 스케일링+PDT 영상

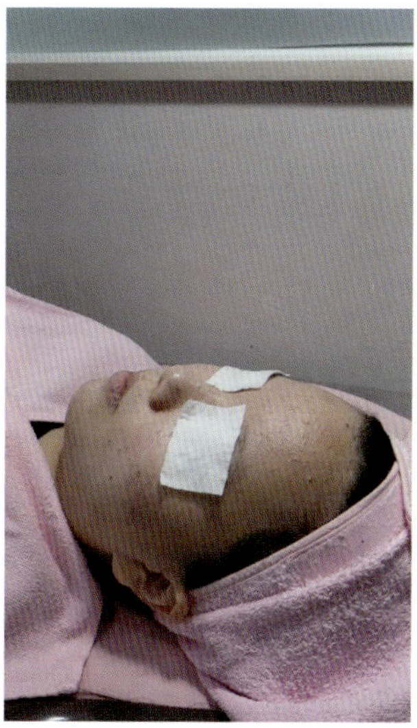

PDT(광역동치료)

- 광과민성 물질을 도포, 흡수시킨 후, 특정 파장의 광선을 조사하여 원하는 조직을 선택적으로 파괴시키는 치료
- 타겟: 피지선, 여드름균
- ALA(Aminolevulinic acid), ICG(Indocyanine green), 클로로필, gold PTT
- 어떻게 흡수시키느냐, 어떤 광원을 쓰느냐에 따라 효과 차이 날 수 있음
- 2-3주 간격 3-5회

PDT 작용 기전

- 광과민제 도포
- 피지선 및 모공 주변 조직에 흡수
- 특정 파장의 빛(LED, IPL) 조사
- 광과민제가 빛을 흡수하고 반응하여 활성산소 생성
- 피지선 파괴, 여드름균 억제, 염증 완화

PDT 광원

- 적색, 청색의 가시광선, IPL 같은 다파장 광원
- 400-500nm(blue): 살균, 피지선 억제, 진정
  500- 640nm(red): 여드름 염증 완화, 홍반
- 골드 PTT는 700-800nm, 제네시스테크닉(1064nm) 사용하기도
- 농도, 광원 조사 시간(시술 후 자외선 노출)에 따라 피부염, 여드름 악화, 색소 침착(검게 그을리는 것처럼, 48시간 썬크림) 같은 부작용 나타날 수 있음

PDT 부작용

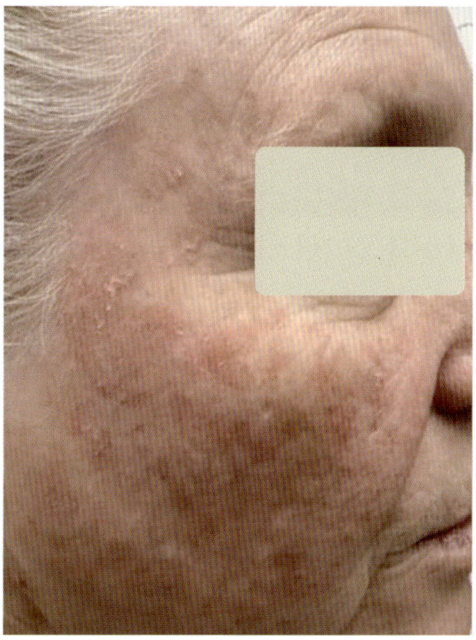

PDT 원리

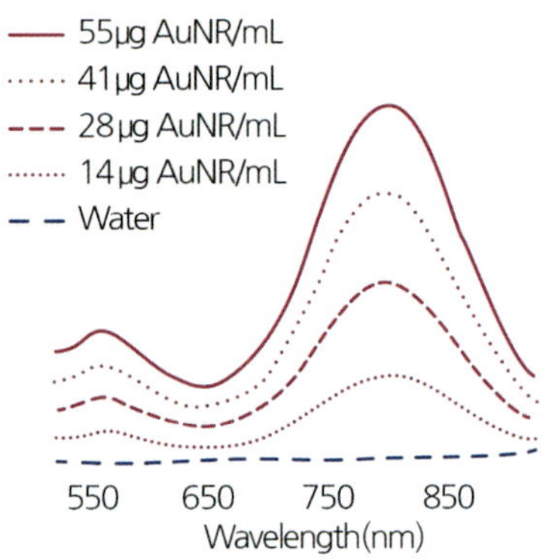

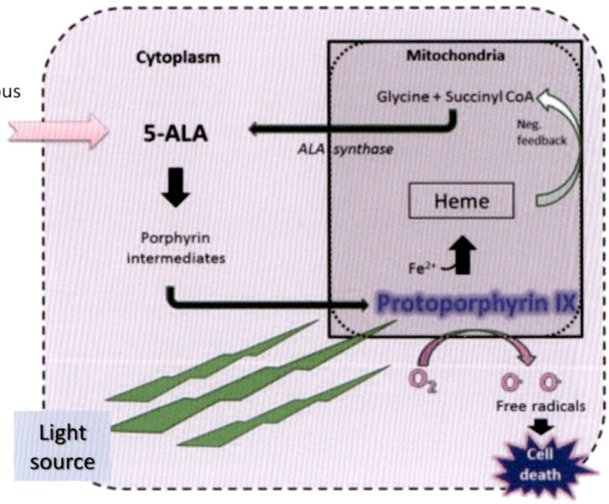

골드PTT 원리

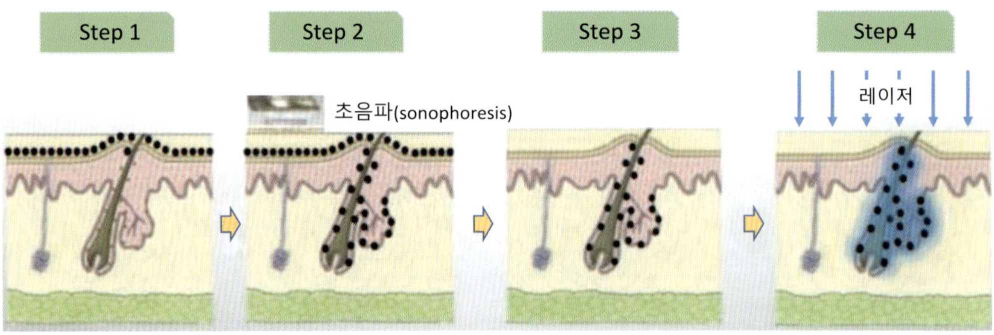

표피에 골드PTT 도포 (3.5ml/회)

10분 동안 초음파로 마이크로 골드를 모공 속으로 흡수 유도

피부 표피에 흡수 후 남은 잔여 골드를 해면으로 제거

레이저 조사로 인해 피지선 파괴

PDT 과정

- 클렌징
- 압출, 염증 주사, 필요하면 가벼운 필링
- 광과민제 도포
- 어둡게 밀폐하고 20-30분
- 광원 조사
- 진정

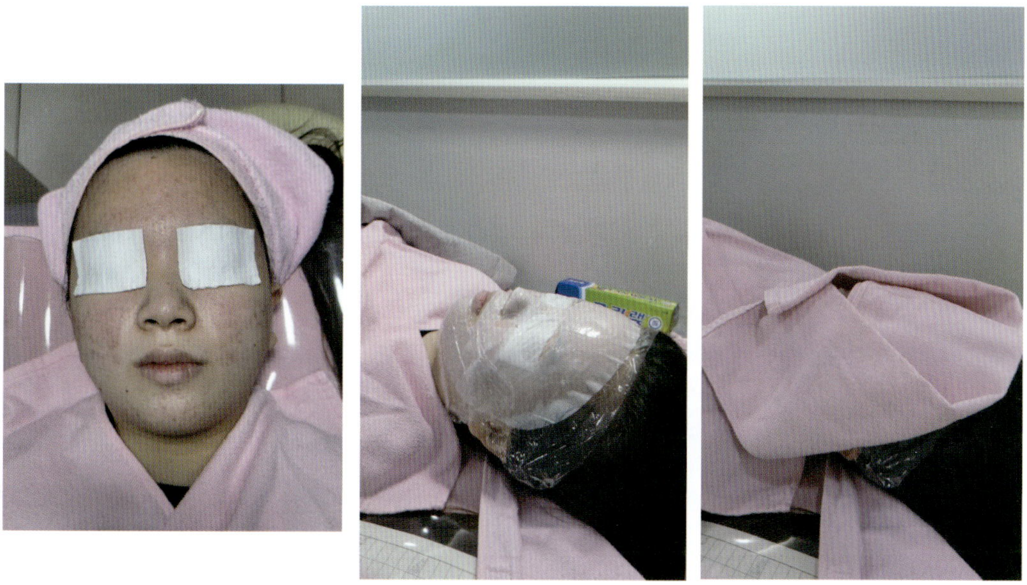

PDT 부작용

- 홍반: 일시적
- 피부 박탈: 2-3일 내 회복, 보습
- 광과민 반응: 시술 후 1주일 정도 썬크림↑, 강한 자외선 노출 금지(일상 생활 정도는 괜찮음)
- ALA 등 광과민제를 고농도를 사용한 경우, 도포 후 밀폐 시간이 긴 경우에 광과민 반응, PIH 등의 부작용 가능성 높아짐

골드 PTT(Photothermal therapy)

- 금을 이용한 광열 치료
- 금 나노입자를 피부에 도포 → 특정 파장 레이저 조사 → 금 입자가 광에너지 흡수하고 열로 전환 → 표적 조직 파괴
- 흡수: 핸들링, 초음파, 이온토
- 광열 작용(40~42℃)으로 효과를 냄
- 금은 3-4주 후에 배출

PDT vs PTT

- PDT에 비해 좀 더 깊이 도달
- PDT는 광과민제, 골드 PTT는 X
- PDT에 비해 도포 후 흡수 시간 짧음
- 광열 효과를 볼 수 있게 700nm 이상의 파장 레이저 사용 (1064nm 제네시스 방식)

여드름 레이저

- 여드름 자체를 호전시키는 레이저 + 여드름 흉터 레이저
- 최근에는 여드름보다는 여드름 흉터나 자국 치료에 좀 더 관심을 두는 분위기
- 1450nm, 400nm(블루라이트계열), IPL(테라클리어) (500~1200nm), 니들 RF

파장대별 여드름 적용

파장대	침투 깊이	주요 효과
400-420nm	표피층	P.acnes 억제(광역동 치료, PDT)
595nm	진피 상부	홍반, 염증 감소
1064nm	진피 깊숙이	피지 억제, 흉터 치료
1450nm	진피 내 피지선	피지분비 억제
1540-2940nm	진피~표피	콜라겐 리모델링(흉터 개선)
10,600nm	표피+진피(박피성)	피부 재생, 흉터 깊이 개선

1450nm 레이저

- 1450nm: 피지선 타겟으로 피지 분비를 감소시키면서 주변의 염증(여드름) 완화
- 피지샘 주변에 있는 물에 흡수되어 물이 증발하면서 발생하는 압력으로 피지샘 짜주는 효과 → 피지샘 축소

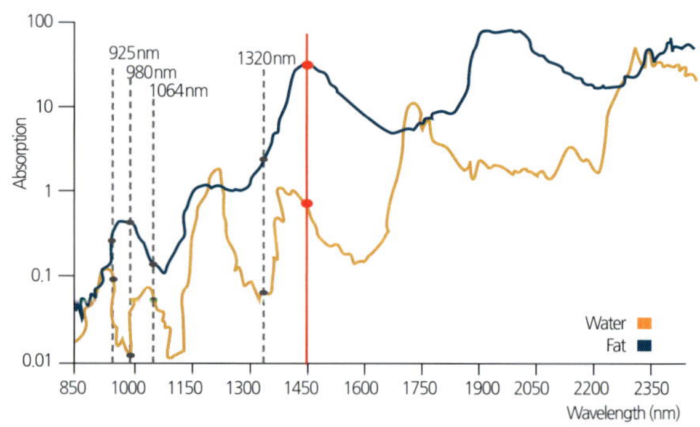

1450nm 레이저

- 피지선을 직접적으로 타겟팅: 피지선 주변 진피층 수분에 흡수되어 열 발생
- 피지 과다 분비를 억제: 피지선 축소, 파괴
- 카프리, 애플레이저, 아큐어레이저, 네오빔, 스무스빔(오리지날/ 단종)...
- 토닝 모드, 스탬핑 모드, 블루라이트(400nm) 모드: 장비마다 약간씩 차이

1450nm 레이저

- 장비마다 차이는 있지만 대체적으로 통증이 적은 편
- 높은 에너지(13-14J)로 치료하면 통증도 강하고 색소침착 등의 부작용 가능성 높아짐 → 낮은 에너지(8-11J)로 치료하면 통증과 부작용 발생 가능성이 감소하고 충분한 치료 효과 얻을 수 있음
- 넓은 부위에도 조사 가능

1450nm 레이저

- 마취 필요 없고, 시술 후 일상 생활 불편함 없음
- 스케일링과 병행 가능
- 통증이 없기 때문에 소아/ 청소년이나 통증에 민감한 환자에게 시술하기 편함
- 개인적으로는 염증성 여드름 보다는 비염증성 여드름이 많을 때 효과가 더 좋다고 생각
- 2-3주 간격 3-5회
- 모공 개선 효과

애플토닝 영상

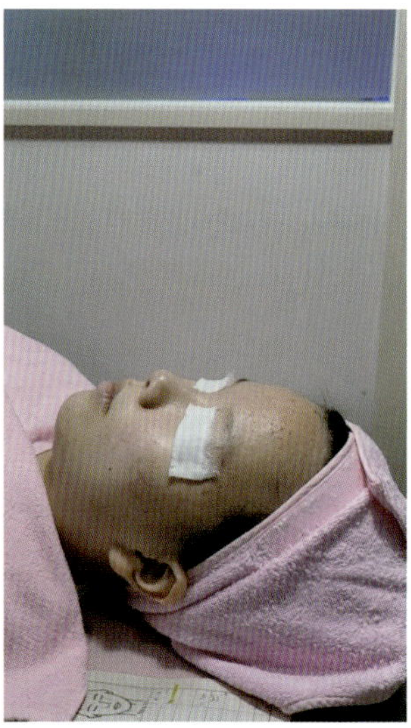

IPL 여드름 치료

- 여드름 균 억제
- 염증 완화(표재성 혈관)
- PIH에도 도움
- 피지 분비: 간접적으로 억제

IPL 의 여드름 치료

- 400~1200nm
- 400~430nm: 포피린 활성화하여 활성 산소 생성
  → P.acne균 박멸
- 640~695nm:열 자극으로 피지 분비 억제에 도움
- 560~590nm: 혈관 수축 → 여드름 홍반, 염증 감소
- 피지 분비 억제 효과보다는 살균 + 항염 효과가 더 크기 때문에 면포성 여드름 보다는 염증성 여드름에 더 효과

IPL 의 여드름 치료

- 연고 마취, 압출 후 IPL 시술
- IPL 후에 염증 주사, 이후 진정
- 스케일링과 병행 가능
- PDT 시술 때, 광원으로 IPL을 사용하기도 함

IPL 영상

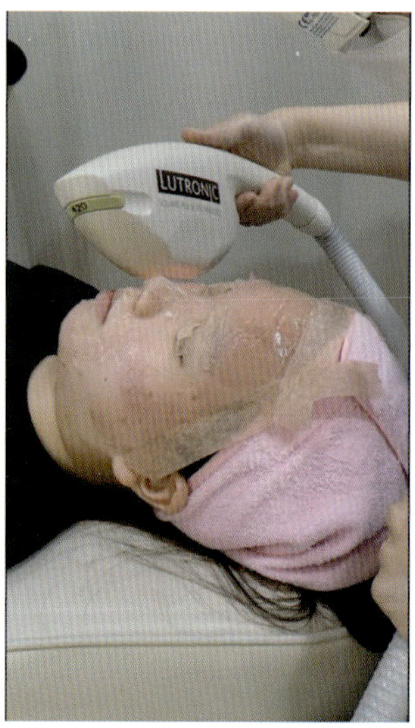

테라클리어

- 흡입 + IPL
- 진공으로 음압을 걸어 여드름 발생 부위나 정상 피부에서도 피지나 모공 주변 노폐물 흡입
- 이후 IPL 방식으로 조사
- 흡입 과정이 추가된 IPL 장비라 볼 수 있는데 개인적으로는 아주 큰 차이는 못 느낌
- 압출이 필요 없는 레이저로 광고...

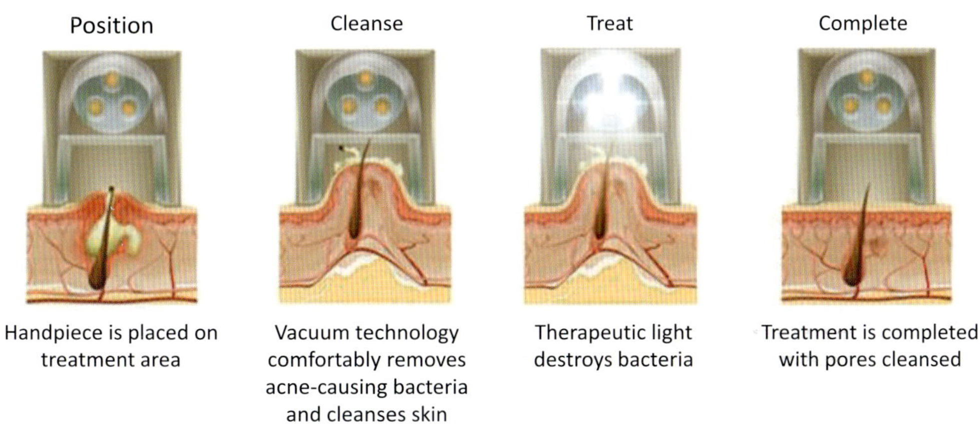

여드름 레이저별 비교

항목	IPL	PDT	1450nm Diode	Gold PTT
피지 억제력	△ (간접적)	◎ (피지선 파괴)	◎ (직접 타깃)	◎ (열로 피지선 축소)
여드름균 살균	○ (포피린 기반 ROS 생성)	◎ (광감작제 + 광조사 → ROS)	X	○ (열로 간접 살균)
홍반 개선	◎ (혈관 타깃 파장 있음)	○ (염증 억제)	△ (비주 적응증)	○
광과민 리스크	없음	있음 (24~48시간 회피 필요)	없음	없음
다운타임	거의 없음	있음 (홍반, 각질, 작열감)	거의 없음	거의 없음

아그네스(니들 RF)

- 고주파 에너지를 이용한 피지선 파괴
- 절연침 고주파
- 고주파 핀(니들)을 피부 속에 삽입, 전달되는 고주파 열로 피지선을 파괴하는 방식
- 단극성(Monopolar)이고 핀의 끝 1~2mm만 노출된 절연침
- 핀 개수: 1~4개, 1회용

아그네스

- 면포, 염증성 여드름 모두 효과
- 재발성, 난친성 여드름에 효과적
- 여드름 현 상태도 호전시키지만, 피지선 수를 줄여줌으로써 재발 감소에 효과적
- 한관종, 피지샘 증식증, 흉터 치료에 CO2와 병행
- 넓은 범위에 시술하기에는 시술 시간이 다소 걸릴 수 있음

아그네스

- 마취 연고 바르고 해도 통증 있을 수 있음
- 압출 후 시술, 시술 후에 필요한 부분 TA
- 시술 부위 1-2일 정도 붉은 기(가피 생길 수도)
- 시술 직후 일시적으로 여드름이 더 올라오기도
- 개인적으로는 여성 성인형 여드름에서 턱같이 국소 부위 염증성 여드름이 심할 때 많이 사용
- 4-6주 간격으로 3-5회

아그네스 핀(니들)

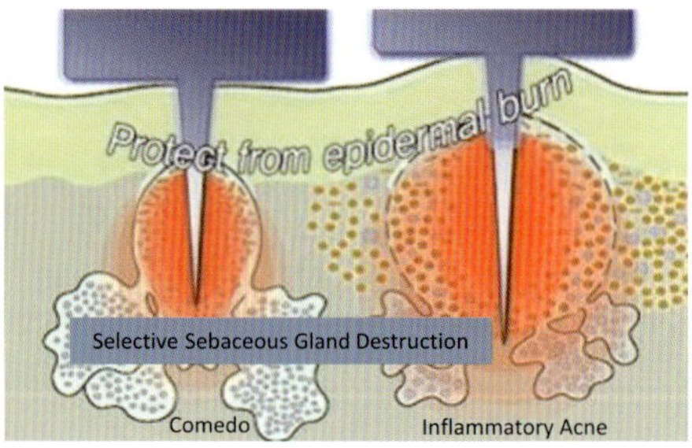

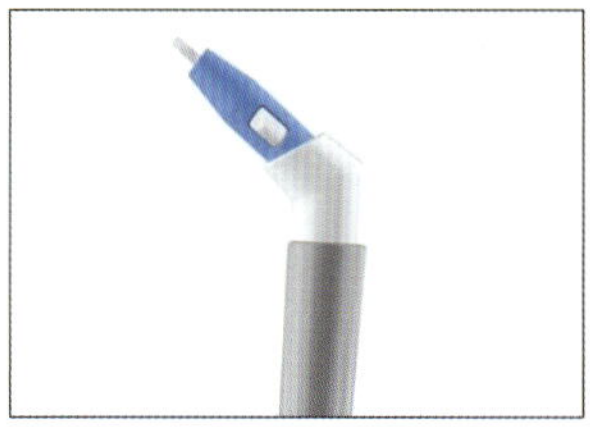

아그네스 핸드피스

미세 절연침으로 피지선 타깃

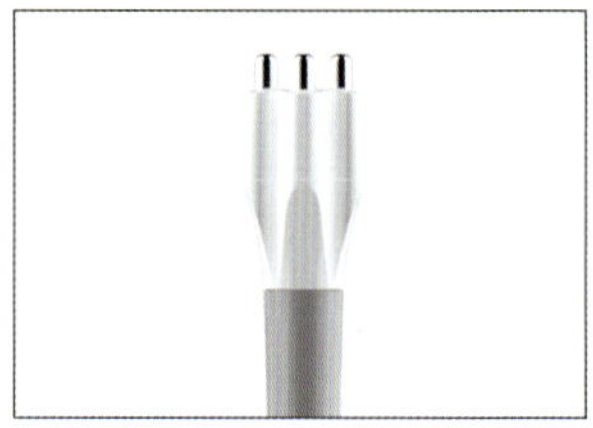

멜팅 핸드피스

시술 후 남은 잔조물 압출 도움

여성 성인형 여드름

- 20대 중반부터 30~40대 여성에 이르기까지 나타나는 여드름
- 주로 염증성
- 턱, 턱선, 입 주변 염증성/ 이마 면포성
- 염증성 병변이 반복되면서 여드름 홍반, 흉터가 남게 되어 미용적으로 매우 보기 안좋음
- 남성은 보통 20대 중후반이 되면서 자연적으로 좋아지는데 비해 여성은 지속적으로 반복되는 환자들이 많음

여성 성인형 여드름 원인-호르몬

- 안드로겐 과다 반응성으로 인한 피지 분비 증가
- 프로게스테론 변화: 생리 전 여드름 악화
- 피지 조성의 변화?
- PCOS

여성 성인형 여드름 원인

- 스트레스: cortisol 증가 → 피지선 자극, 염증 증가
- 화장품
- 수면 부족, 흡연
- 음식: 당지수(GI) 높은 식단, 고탄수화물/ 고지방

여성 성인형 여드름 부위

- 특히 턱, 입주변
- 안드로겐 수용체 밀도가 높음
- 턱과 입주변은 모낭의 깊이가 깊고, 피지선이 큰 편
  → 피지 분비량 많고 심부 결절로 증상 발현
- 생리 전 여드름 악화 시기에도 잘 반응
- 보통 염증성 여드름이라서 화장으로 잘 가려지지 않음

여성 성인형 여드름 치료

- 약에 대한 거부감이 있어 짧게 쓰고 빠지길 원하면
  경구 항생제(생리 주기 전후로)
- 지속적으로 유지할 생각이 있는 환자면 경구 피지 억제제
- 아그네스 같은 니들 RF 장비가 효과적
- 스트레스, 식단, 체중, 수면 관리는 환자를 독려해서 하게끔

소아 여드름

- 발달과 성장이 빨라지면서 여드름 발생 연령도 낮아지고 있음
- 소아 여드름(12세 이하) 청소년기 여드름(13-24세) 성인 여드름(25세 이상)
- 소아 여드름 초기에는 흔히 좁쌀여드름이라 불리는 면포성 여드름(화이트헤드)이 이마나 코 주변에 생김
- 초1 20.2%, 초2 22.5%

소아 여드름

- 유전성(?): 엄마가 여드름이 심했다면 자녀의 중증여드름 발생 위험은 3배, 아빠의 경우 2배 → 라멜라과립효소 부족과 관련(각질 탈락속도 저하)
- 만 1-만 7세 소아 여드름: 성호로몬의 과다 증가(고안드로겐혈증) 유발하는 내분비 장애가 있는지 확인
- 청소년기 여드름은 이에 더해 화농성(염증성) 여드름이 나타남

소아 여드름 치료

- 9세 이전: 살리실산 외 다른 약물 사용 어려움 → 염증성 여드름이 주이면 베아로반, 에스로반 같은 뮤피로신 항생제 연고, 심하면 단기간 경구 항생제
- 9세 이상: 에피듀오겔
- 12세 이상: 에피듀오포르테겔, 크레오신티, 나딕사크림, 디페린겔, 듀악겔, 미노씬, 경구 레티노이드

소아 여드름 치료

- 경구 레티노이드 (이소트레티노인): 고용량 장기간 투여 시 매우 드물게 조기골단폐쇄
  → 어느 정도 성장이 끝났다고 판단되는 나이에 사용하거나 여드름이 너무 심한 경우 환자와 보호자와 상의하여 처방
- 개인적으로는 여드름 홍반이나 흉터가 많이 남을 상황이면 보호자 동의 하에 처방

소아 여드름 치료

- 보통 보호자는 연고, 압출(관리) 정도를 원함
- 레이저 시술보다는 연고(+경구제), 필링 위주의 관리 선호
- 레이저를 한다면 보통 통증이 없는 장비: 1450nm, IPL
- 보호자들의 '아직 치료가 이른 나이'라는 인식, 시간 부족 등으로 인해 적극적인 치료를 안받는 경우가 많음
  → 흉터 가능성

약물성 여드름, 비타민 여드름

- 고용량의 비타민B 복용
- 만성 여드름 환자에서 최소한 3개 이상의 영양제를 복용하는 경우가 많음
- 복용하거나 바르는 다양한 영양성분이 피부균총에 영향을 미쳐 여드름 야기
- 비타민B 복용 후 1주~5개월 후 발생
- 얼굴, 가슴, 등에 염증성 여드름 형태로 발생

여드름 홍반

여드름 홍반 발생

여드름 홍반 치료 (PDL, IPL, LongNd)

여드름 홍반/흉터/색소침착

- 여드름 홍반: 여드름 후 붉은 자국
- 여드름 흉터: 여드름 후 파인 흉터
- 여드름 후 색소침착
- 각각의 경우 치료 방법이 다름
- 치료는 여드름이 어느 정도 호전된 후에

여드름 홍반

- Post inflammatory erythema, post acne erythema
- 염증성 여드름이 호전된 후에 붉은색 또는 분홍색 반점이 남아 있는 상태
- 일반적인 PIH가 아니라 혈관 반응 및 모세혈관 확장에 의한 것
- 같은 자리에 재발하지 않는다면 6개월~1년에 걸쳐 서서히 좋아지지만, 같은 자리에 재발이 반복된다면 홍반이 남을 가능성 높아짐

여드름 홍반

- 여드름 염증으로 인해 정상 세포가 파괴되어 염증 세포가 모여들고, 새로운 피부 조직과 혈관들이 생기면서 발생
- 염증에 의해 진피 내 조직 및 모세혈관 손상 → 치유 과정 중에 혈관 증식 → 완전히 회복되지 못하고 모세혈관이 남아 있음
- 피부 장벽이 손상되고 국소적으로 혈류가 증가하면 좀 더 넓은 범위의 홍조 증상(열, 자극 등에 의해 쉽게 붉어지고 악화)

여드름 홍반

- 분홍, 붉은색, 자줏빛, 갈색
- 주변에 모세혈관이 발달되어 있을 수 있음
- 국소적인 자극뿐만 아니라 양볼에 넓게 퍼져 있는 홍조의 형태로 나타나기도
- 염증이 심할수록 길게 지속되거나 남을 가능성 높아짐
- 자외선, 열 자극, 각질제거 등에 의해 악화될 수 있음

여드름 홍반 치료-연고

- 전반적으로 양볼이 붉어져 있으면서 환자가 심하지 않지만 가려움이나 자극감을 호소하는 경우
  → 먼저 칼시뉴린 저해제로 염증 조절
- 양파추출물 + 헤파린(콘투라투벡스), 덱스판테놀 + 실리콘(노스카나겔) 같은 흉터 연고: 초기 여드름 홍반에 일부 효과

여드름 홍반 치료-레이저

- 여드름 홍반 위치: 주로 진피 상부(papillary dermis)
- 주로 표재성/ 미세 혈관
- PDL(595nm): 혈관 선택성 좋음, 브이빔
- IPL(400~1200nm)
- 제네시스(long Nd 1064nm)

파장별 침투 깊이

WAVELENGTH PENETRATION IN SKIN

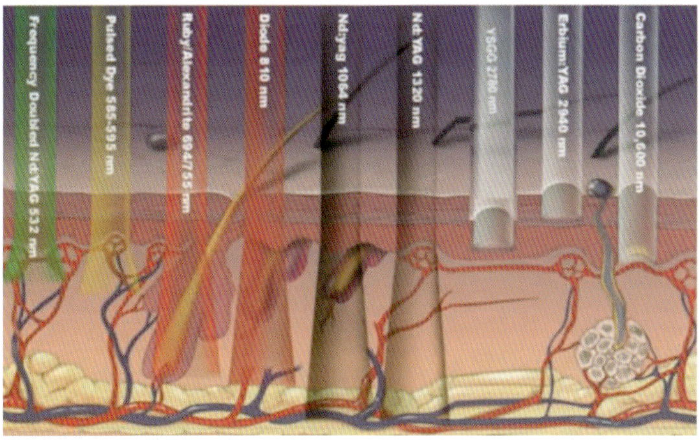

PDL

- 585~595nm: oxyhemoglobin 흡수
- 선택적 광열 분해
- 혈관 선택적
- 진피 상부 정도까지 침투
- 4-6주 간격으로 3-5회
- 여드름 홍반, 모세혈관 확장증, 혈관종, 주사피부염, 켈로이드, 적색 튼살
- 브이빔, 더마브이

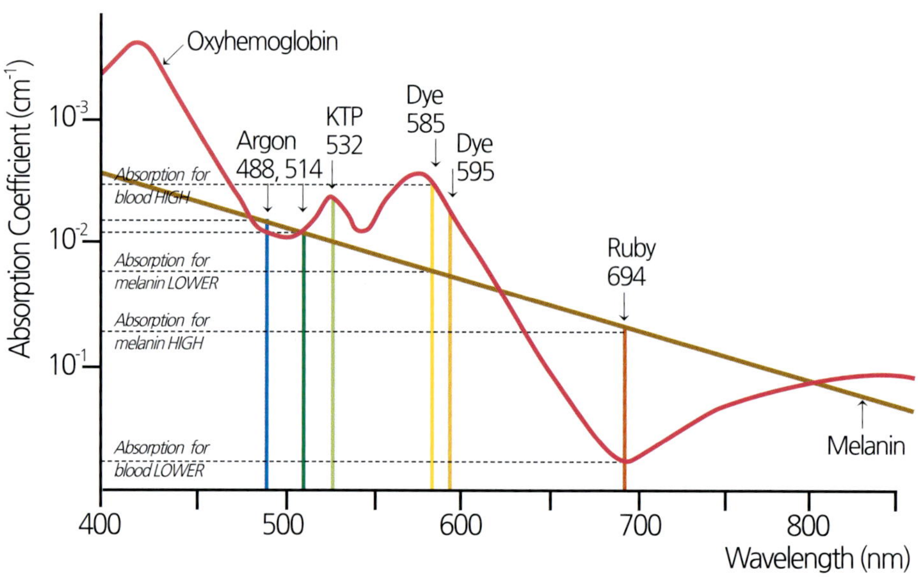

PDL

- Spot size: 7-10mm
- Fluence: 6-10J/cm^2
- Pulse duration: 0.5-10ms
- 처음부터 강하게 조사하기 보다는 내원할 때마다 조금씩 fluence를 올리는 방식
- 중첩 없이 한 방씩 도트처럼 조사
- 시술 후 약간 붉어지면서 붓기, 자반(멍)
- DCD 냉각

PDL 부작용

- 멍: 들 수 있다고 미리 설명, 3-7일
- PIH: 어두운 피부톤, 고출력(물집)
- 양볼에 전체적으로 넓게 퍼져있는 양상의 여드름 홍반 치료에 일일이 도트 방식으로 하기에는 과할 수 있음
  → 얼굴 전체적으로는 일반적인 홍조 치료 방식
  (넓은 spot size + low fluence + 긴 pulse duration) + 부분 도트 방식

IPL

- 560, 590nm 필터 선택 가능
- Oxyhemoglobin
- 진피 상부까지 침투(560 → 590)
- 필터에 따라 여드름, 여드름 홍반 치료 모두 가능
- 루메니스 M22, BBL, 수퍼벨로체, 셀렉

IPL

- Fluence: 12-18 J/cm^2
- Pulse duration: 3-10ms
- 4-6주 간격 3-5회
- 홍반이 넓게 분포되어 있는 경우 레이저 조사가 편함
- 얼굴 전반적으로는 IPL을 조사하고, 부분적인 심한 홍반에는 PDL로 조사하는 병행 치료

Long Pulse Nd:YAG

- 레이저 기본 원리는 3강 강의 참고
- PDL에 비해 깊이 진피 하부까지 도달
- 3-5mm까지 도달하기 때문에 깊은 혈관까지 타겟 가능
- 젠틀맥스, 클라리티

LongNd 치료 원리

- 선택적 광열작용: 진피 내 혈관에 열 자극으로 인한 응고 → 혈관 수축 및 파괴
- 섬유아세포 자극: 콜라겐 재생 유도 → 홍반, 흉터 개선
- 혈관 반응, 민감도 감소

Long Nd 치료 방법

- Spot size: 5-10mm
- Fluence: 30-50J/cm^2
- Pulse duration: 20-30ms
- 2-4 pass
- DCD 냉각
- 4-6주 간격 3-5회
- 톤이 어두운 경우 fluence 낮추고 필요하면 pass를 늘리는 방식

Long Nd 부작용

- 물집, 화상: 중복 조사, 과한 에너지
- PIH
- 효과 미미: 낮은 출력, 병변의 위치

PDL vs Long Nd

- 여드름 홍반은 보통 표재성 혈관 확장
- 깊어야 진피 상부 정도(0.2-0.5mm)
- PDL이 상대적으로 HbO2에 대한 흡수력 높음
- 여드름 홍반 효과: PDL>LongNd
- 하지만 PDL이 없는 경우 Long Nd가 괜찮은 대안

스킨부스터

- 여드름 홍반에 보조적으로 스킨부스터 고려
- 다른 홍조레이저와 병행 치료
- 붉은 색소에 직접적으로 작용한다기보다, 주변 피부 상황이나 피부 표면의 상태를 호전시켜 여드름 홍반에 도움을 줌
- PDRN, PN

여드름 홍반에 스킨부스터의 작용

- 항염 효과: 염증 억제, 진정, 회복
- 혈관 반응성↓
- 피부결, 피부톤 개선: 전반적인 피부 컨디션 개선
- 레이저 시술 후 회복 촉진
- 피부 장벽 개선

여드름 홍반 스킨부스터 시술 조합

- 거의 대부분 다른 시술과 동시에 시술할 수도 있고, 환자가 불편함이 있으면 따로 시술도 가능
- 인젝터를 사용하는 경우는 보통 혈관(여드름 홍반) 레이저가 큰 자극감이 없기 때문에 같은 날 시술을 선호하지만, 레이저 후에 부종이나 멍이 잘 생기는 분들은 따로 시술
- 매뉴얼 주사로 시술을 할 경우에는 통증, 피부 민감도를 고려해서 결정

다양한 시술 조합

- 레이저(PDL, LongND, IPL), 스킨부스터, 니들RF 등을 다양하게 조합 가능
- 레이저도 PDL과 LongND 혹은 IPL을 1-2주 정도 간격을 두고 병행 가능
- 1주차: PDL(or IPL)
  2주차: 스킨부스터(인젝터)
  3주차: LongNd
  4주차: 니들RF
  과하지만 않으면 여러 방식의 조합을 고려

여드름 홍반 치료 효과

- 밝은(핑크빛) 홍반은 치료 후 시간이 지나면서 많이 옅어지면서 좋은 결과 기대
- 어둡거나 갈색빛을 띄는 홍반은 색이 옅어지거나 연갈색의 색소 침착 형태로 남는 경우도 많음
- 양볼에 넓게 퍼져 있는 홍조 형태의 홍반은 쉽게 호전되지는 않음 → 붉은 정도, 자극감이나 열감, 단단해진 피부 표면의 양상이 호전될 수 있는 정도로 설명

여드름 홍반 치료

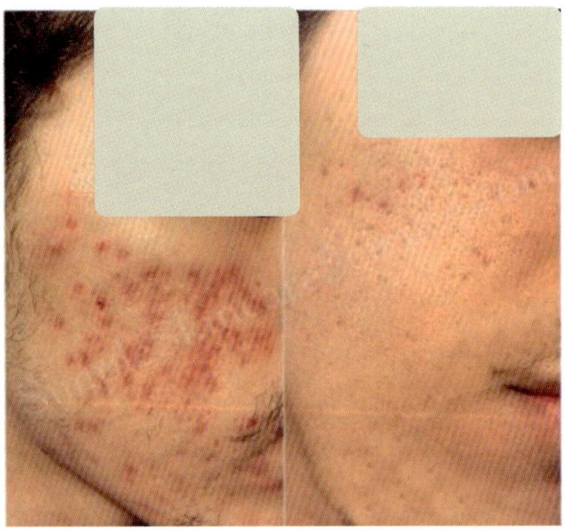

- 한창 염증이 심한 후에 발생한 홍반은 새로운 여드름 발생만 잘 막아 주는 치료를 해도 홍반 치료의 효과는 훨씬 좋아짐

여드름 홍반 치료

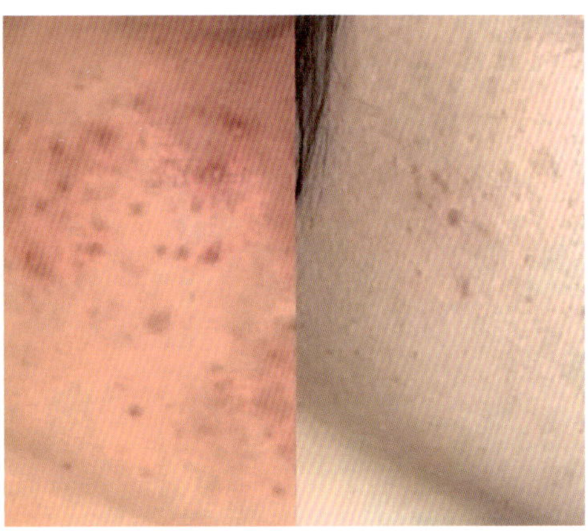

- 약간 PIH, scar가 남아도 홍반만 좋아져서 만족도가 높아진 케이스
- 홍반, PIH, scar치료를 결정할 때는 환자의 요구도 중요하지만 어떤 것이 좋아졌을 때 시술 후 만족도가 높아질 것인가를 고려

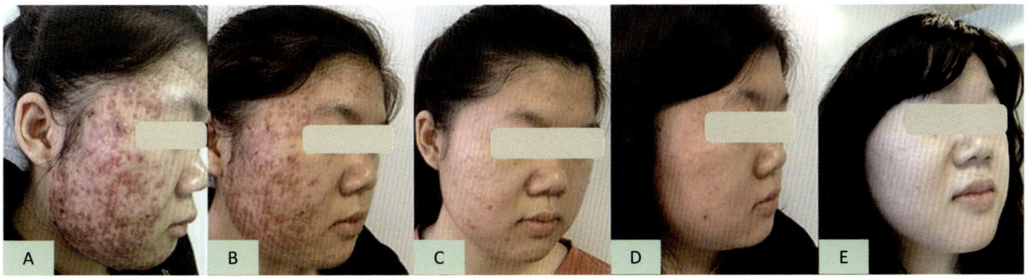

- Blue light+RF+IPL
- A: before,
  B: blue light 치료 후(2nd week),
  C: RF 치료 후(10th week),
  D: IPL 2차 치료 후(18th week),
  E: IPL 4차 치료 후(26th week)
- 여드름 홍반 치료는 복합적이고 장기간의 치료를 요함

여드름 흉터

여드름 흉터 종류

여드름 흉터 레이저

(non-ablative, ablative fractional)

여드름 흉터

- 보통 여드름 흉터는 파인 흉터를 의미
- 염증성 여드름으로 인한 흉터
- 염증이 심하거나 반복되면서 진피층이 파괴되거나 녹으면서 발생한 함몰
- 염증 자체도 문제이지만 염증 후에 비정상적인 wound healing으로 콜라겐 리모델링이나 ECM 회복이 실패하면서 함몰되기도 함
- Atrophic scar: 여러 형태가 혼합

파인 흉터 타입

종류	특징	설명
Icepick Scar	깊고 좁음	V자 형태, 진피 깊숙이 침투, 치료 어려움
Boxcar Scar	넓고 경계 명확	직각에 가까운 경계, 중간 깊이
Rolling Scar	경계 흐림, 넓음	진피 아래 fibrous band로 당겨짐

여드름 흉터 타입

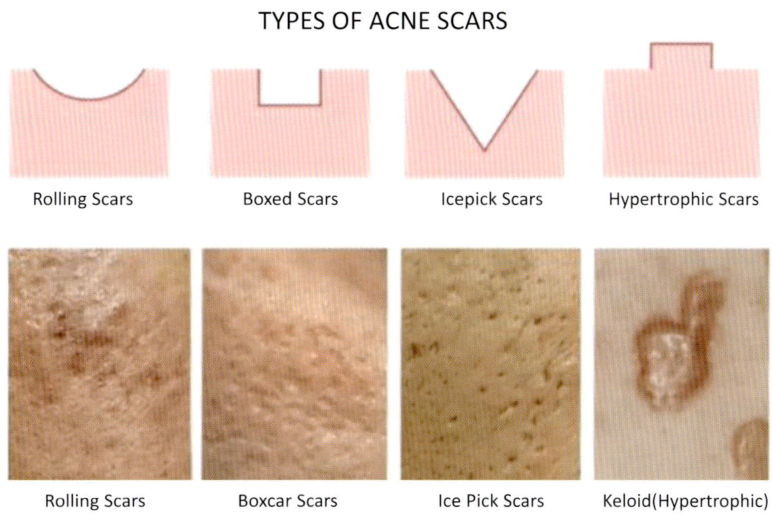

여러 타입의 scar 혼재

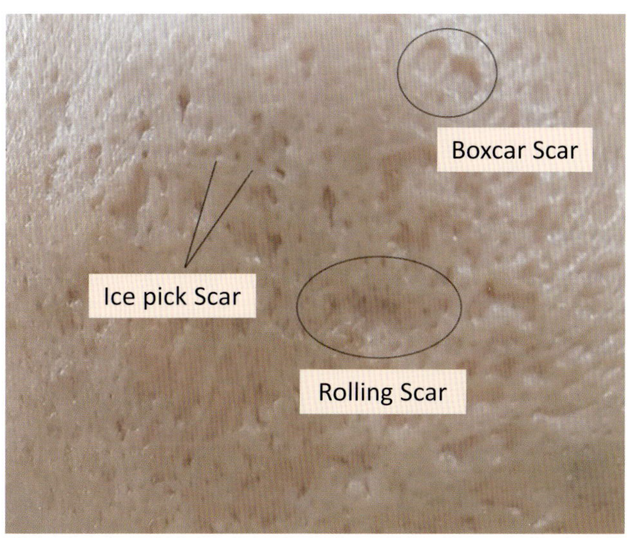

Icepick Scar

- 좁고 깊은 V자형 함몰(narrow V-shaped)
- 표피부터 진피 하부까지 구조 손상으로 발생
- 치료 어려움
- TCA CROSS
- Punch Bx 이용하여 절제 후 봉합
- 프락셔널 장비 + 니들RF + 스킨부스터

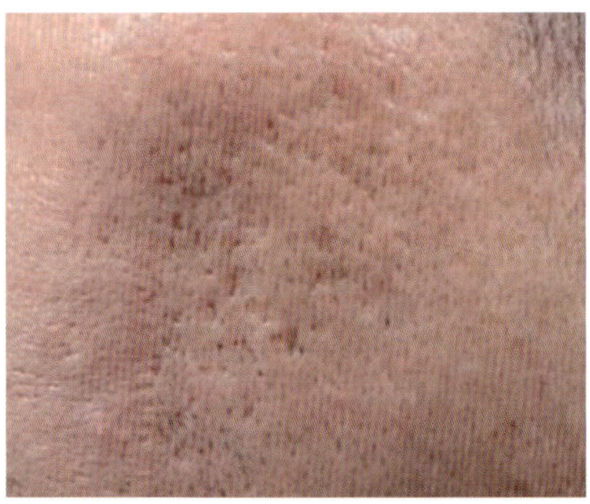

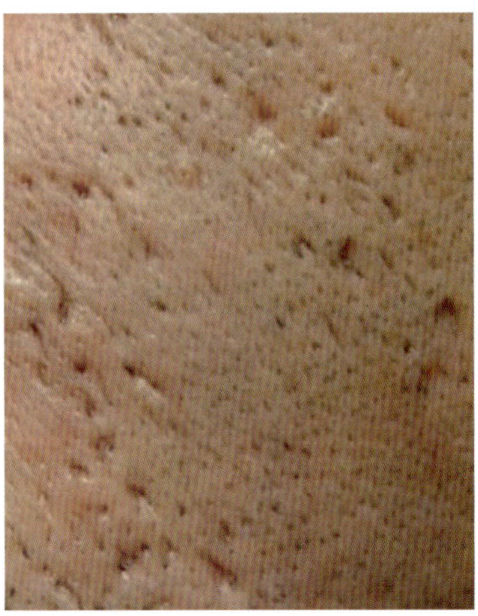

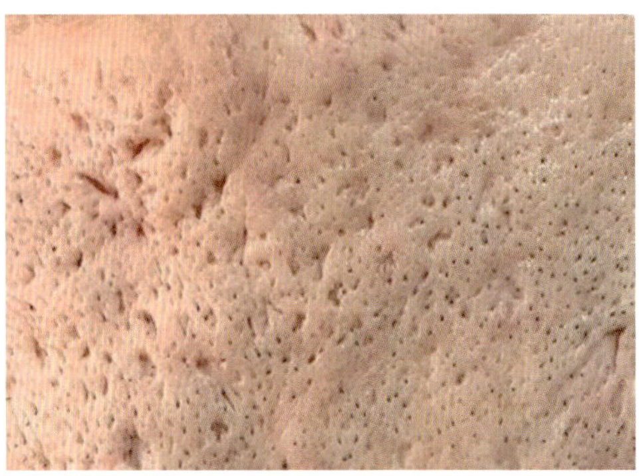

Boxcar Scar

- 경계가 비교적 명확한 넓고 각진 형태(broad, rectangular-shaped)의 함몰, U자형
- 중등도의 깊이의 함몰
- 표피~진피 중간 정도까지의 구조 파괴
- 프락셔널 레이저(CO2, Er:YAG, Er:Glass),
- 서브시전(subcision)
- 스킨부스터, 필러

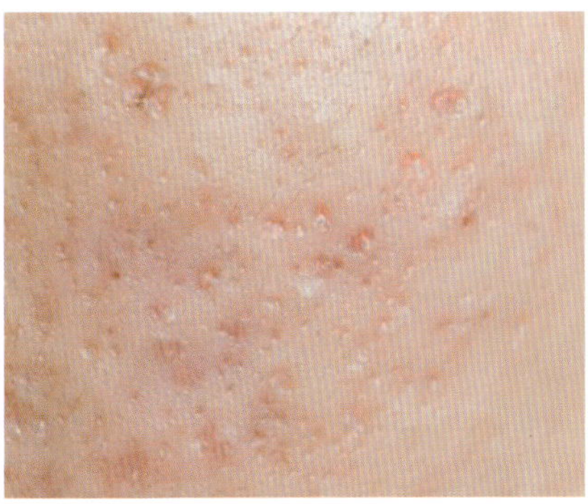

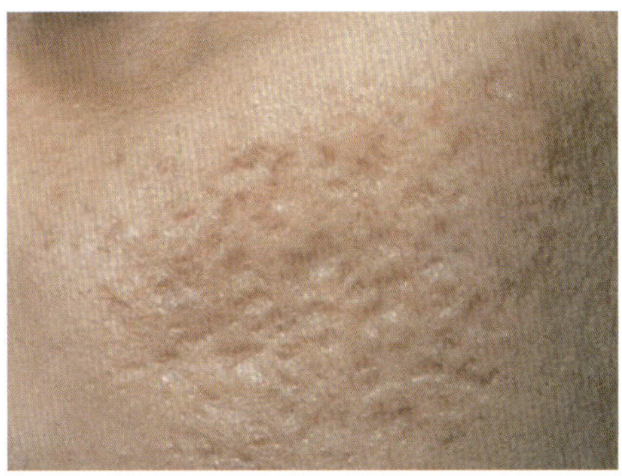

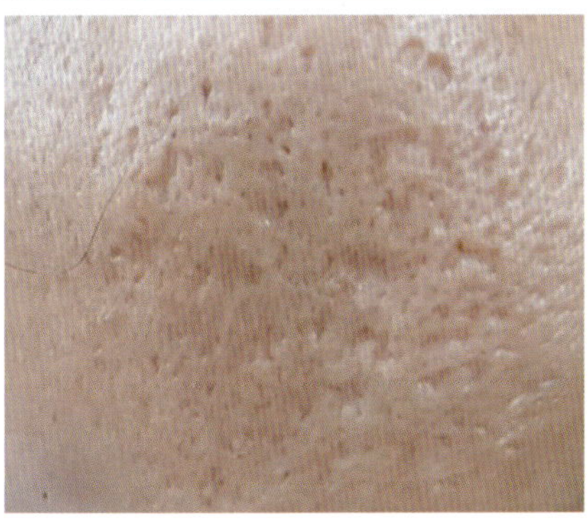

Rolling scar

- 경계가 명확하지 않고(lack sharp, well-defined borders) 완만하면서 곡선 형태(shallow, wavy depressions. uneven, undulating)
- Wound healing 과정 중에 형성된 fibrous band가 피부를 끌어당기면서 발생
- 넓은 편이고 깊이는 얕거나 중간 정도의 깊이
- 서브시전(fibrous band 끊기)
- 스킨부스터, 필러
- 니들RF

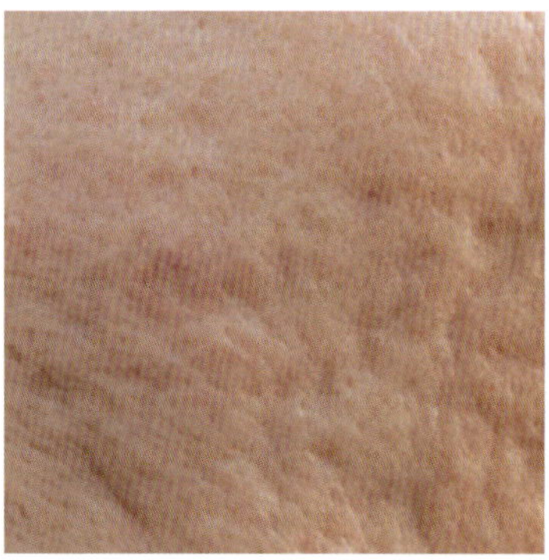

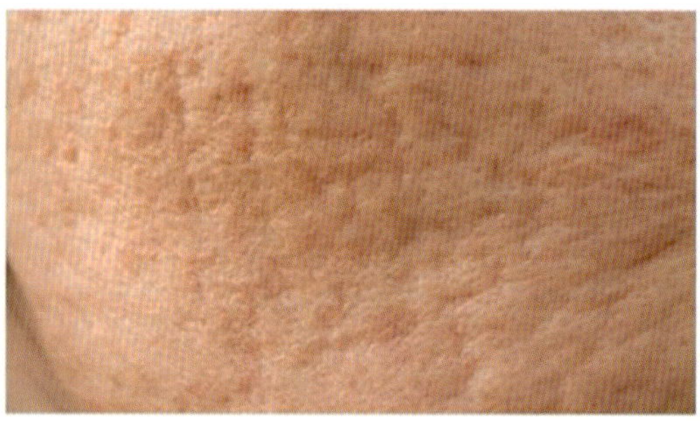

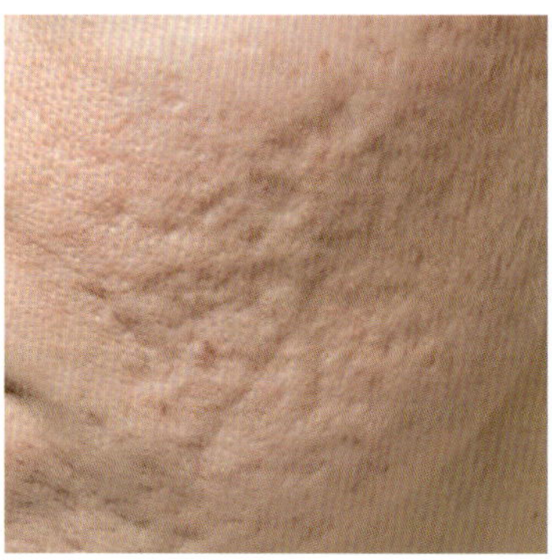

프락셀 레이저(Fraxel laser)

- 프락셔널 레이저: Fractional laser resurfacing
- 피부를 미세하게 박피시키면서, 열 손상(microthermal zones, MTZs)을 주어 콜라겐 재생을 유도
- 수천 개의 마이크로 빔으로 나누어 조사하여 열기둥(tiny columns)을 만들어 피부 손상을 주고, 자연적인 치유 과정을 통해 콜라겐 재생
- 열 손상을 입은 주변은 정상 조직으로 남겨 치유와 재생을 빠르게 유도

프락셀 과정

- 마취 크림 도포(30-60분)
- 프락셀 레이저 조사
- 진정(쿨링)
- 홍반(붉은기), 부종: 1-2일
- 각질, 가피 탈락: 1주일 전후(박피성과 비박피성 다름)
- 충분한 보습, 자외선 차단 필수
- PDRN, PN, PDLLA 등의 스킨 부스터와 병행 가능

프락셀 레이저의 여드름 흉터 치료 효과

- Boxcar, Rolling scar에 효과적
- 깊은 흉터의 흉터 깊이를 완화
- 비박피성(non ablative) 프락셔널 레이저는 여드름 홍반, PIH에도 효과 좋음
- 깊은 흉터에는 박피성(ablative) 프락셔널 레이저 효과가 좋음

콜라겐 1형 vs 3형

- Type 1
- 피부의 강도와 탄력
- 파인 흉터를 많이 차오르게 하지만, 피부 표면의 느낌이 다르기 때문에 정상 피부와 차이 나 보일 수 있음
- 박피성 프락셀

- Type 3
- 상처 치유 초기
- 유연성, 회복
- 피부결 개선
- 비박피성 프락셀

프락셔널 레이저의 종류

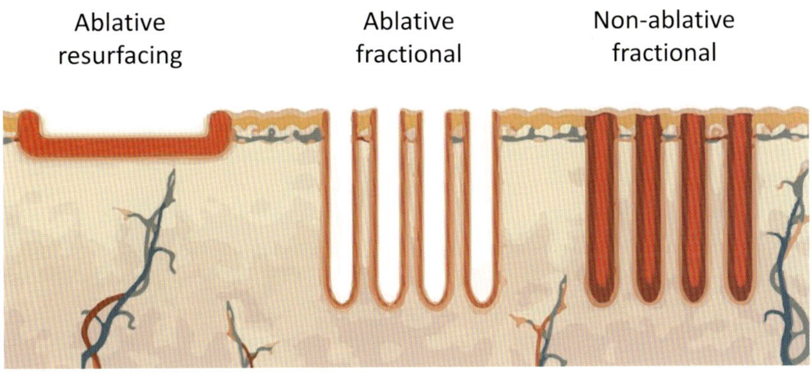

비박피성 프락셔널 레이저 (Non-ablative fractional laser)

- 대표 파장: 1550nm(Er:Glass), 1927nm(Thulium)
- 표피층에는 큰 손상을 주지 않고 진피층에 선택적으로 열 자극을 주어 콜라겐 생성을 자극
- 회복 빠르며 일상 생활 복귀 빠름
- 프락셀 듀얼(1550+1927), 모자이크(1550), 피코프락셀, 니들 RF

비박피성 프락셀 장단점

- 빠른 회복, 일상 생활 지장이 적음
- 모공, 잔주름, 피부 탄력 개선
- 피부가 민감한 타입에도 시술 가능
- 박피성에 비해 파인 흉터 같은 병변의 살이 차오르는 효과가 떨어짐

박피성 프락셔널 레이저 (ablative fractional laser)

- 대표 파장: 10600nm(CO2), 2940nm(Er:YAG)
- 피부에 미세한 열 손상(MTZ)을 주어 표피는 박피시키면서 진피에는 열기둥을 세워 콜라겐 생성을 촉진
- 레이저 빔이 수천 개의 미세 빔으로 나뉘어 조사
- 표피층을 박피(ablation) 시키면서 손상되거나 노화된 표피층을 제거

박피성 프락셔널 레이저

- 레이저 조사된 부위가 회복되면서 새로운 피부가 형성되고 살이 차오르는 효과를 기대
- 주변 정상 조직이 남아 있어 빠르게 재생 유도
- 프락셀 리페어(CO2), 울트라펄스 앙코르(CO2), 포토나 XS 다이나미스(Er:YAG), 액션2(Er:YAG)
- Boxcar, rolling scar 같은 깊은 여드름 흉터, 깊은 주름, 광노화된 피부, 거친 피부결, 수두 흉터, 검버섯

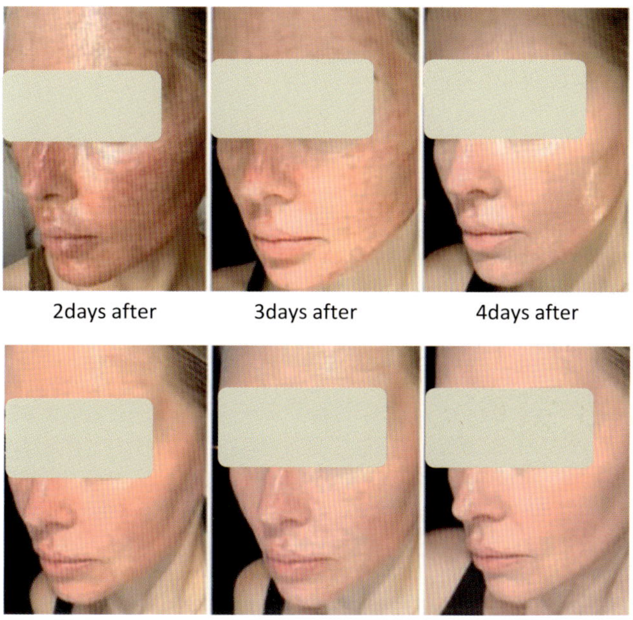

2days after | 3days after | 4days after

5days after | 6days after | One week

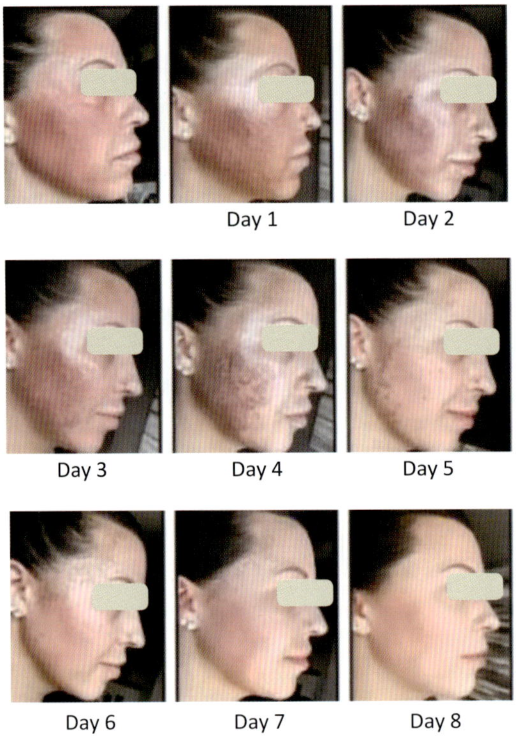

박피성 프락셔널 레이저 부작용

- 홍반, 부종, 진물: 피부톤 어두운 사람은 처음에 약하게
- 감염: HSV (입주변)
- PIH: 부분적 or 넓게(탄 피부, 썬크림), 시술 후 유독 부종이나 홍반이 심한 경우 스테로이드 연고
- 비대성 흉터/ 켈로이드: 드뭄

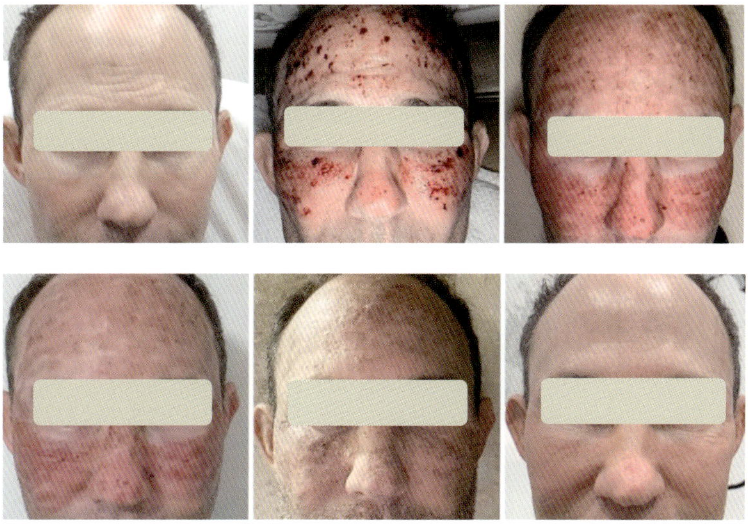

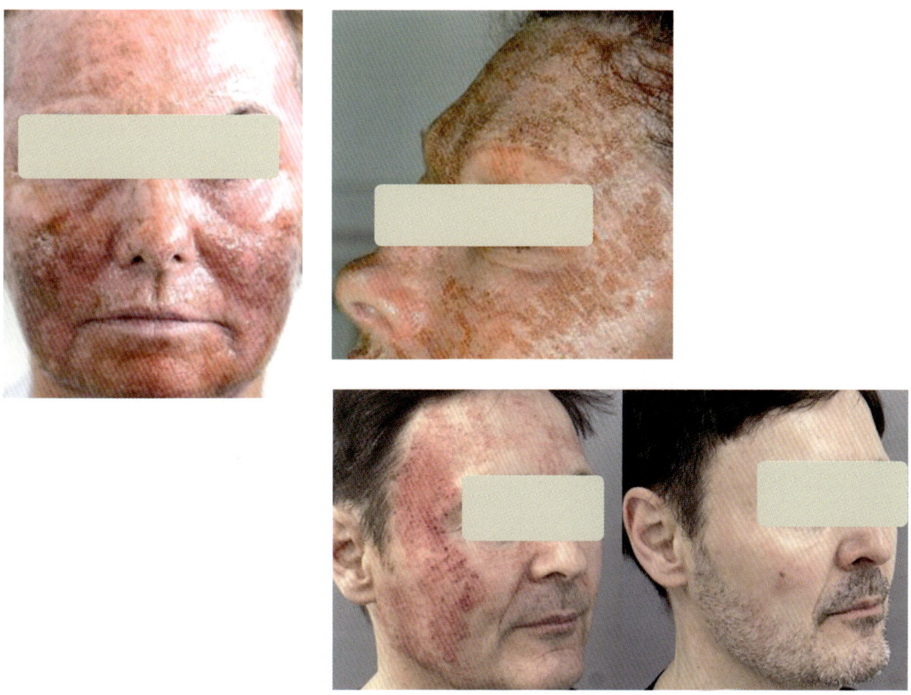

프락셔널 레이저 부작용 대처

- 초기 부종, 홍반이 심한 경우: 스테로이드 연고(mid potency), 필요하면 경구 스테로이드 추가, 냉찜질 교육
- 진물 등 감염 소견: + 경구 항생제
- 단순포진: 경구 항바이러스제
- PIH: 일단 피부가 충분히 진정될 때까지 기다렸다가 필요하면 약하게 LT

CO2 fractional vs Er:YAG fractional

레이저 종류	파장	침투 깊이	특징
CO_2 레이저	10,600nm	깊음(~2mm)	수분 흡수율 높아 강력한 절제력, 응고 반응↑
Er:YAG 레이저	2940nm	얕음(~1.5mm)	수분 흡수율 매우 높음, 더 정밀하고 부작용 적음

Ablative vs non-ablative

항목	Ablative Fractional	Non-Ablative Fractional
작용 부위	표피+진피	주로 진피
열 손상	있음(박피)	있음(비박피)
회복 기간	김(5~10일)	짧음(1~3일)
통증/마취	강함(필요)	중간
효과	빠르고 강력	점진적
부작용 가능성	상대적으로 높음	낮음

박피성 프락셔널 레이저 장단점

- 강력한 피부 재생 촉진
- 깊은 여드름 흉터, 튼살, 굵은 주름 등 보다 심층적인 개선
- 피부결, 톤 등 피부 표면의 상태 개선
- 회복 기간이 상대적으로 김
- 부종, 홍조가 비박피성 보다 길고, 딱지가 1주일 전후에 떨어짐

- 개인적으로는 박피성 프락셔널 레이저를 강하게 조사하는 것은 피하는 편
  → 효과는 좋을 수 있으나, 부작용이 생각보다 많음 (홍조, 피부결 손상, 모공 확장)
- 강한 자극을 줘야겠다고 생각될 때에는 박피성 + 비박피성 (니들RF) 병행을 선호
- 환자에게 현실적인 기대감을 가지게 시술 전 충분히 설명

여드름 흉터 치료

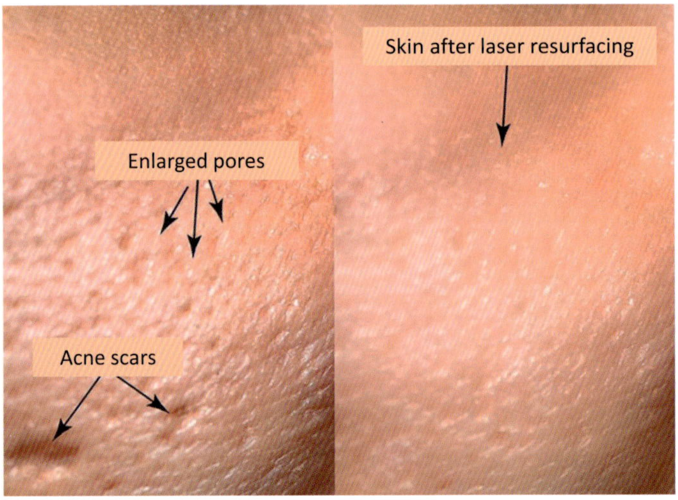

여드름 흉터 치료

Before

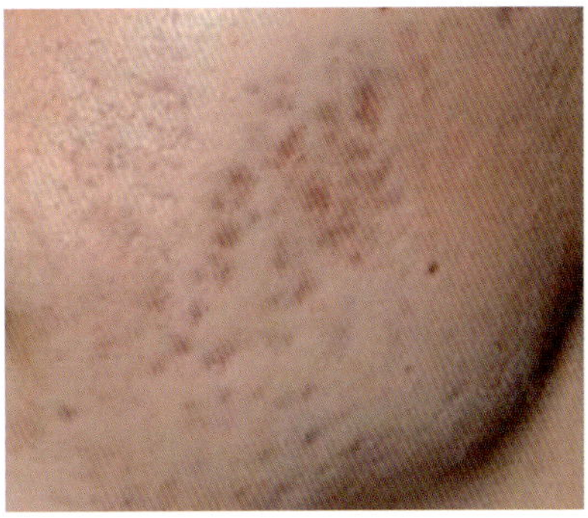

After

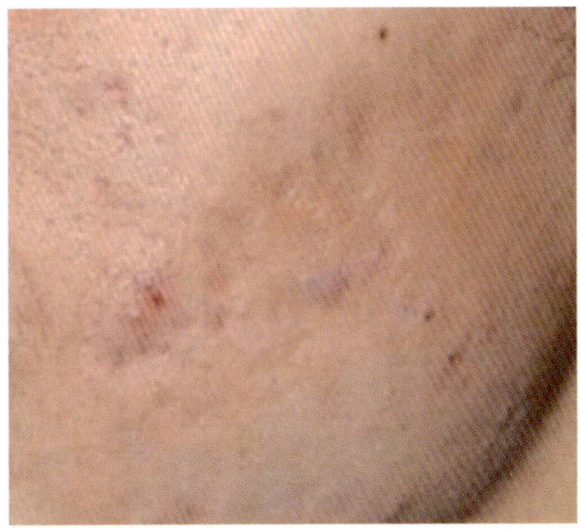

여드름 흉터 치료

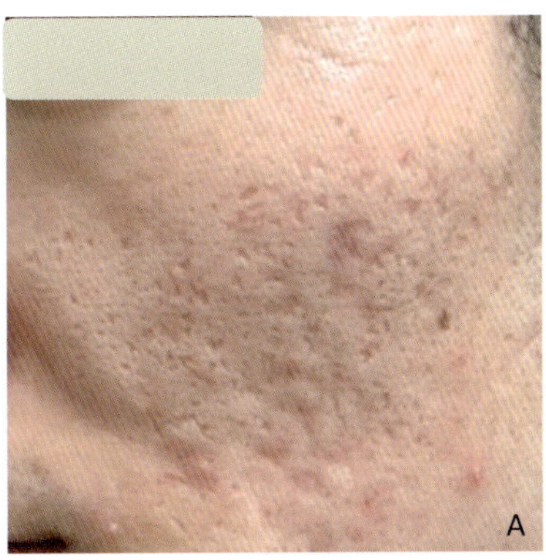

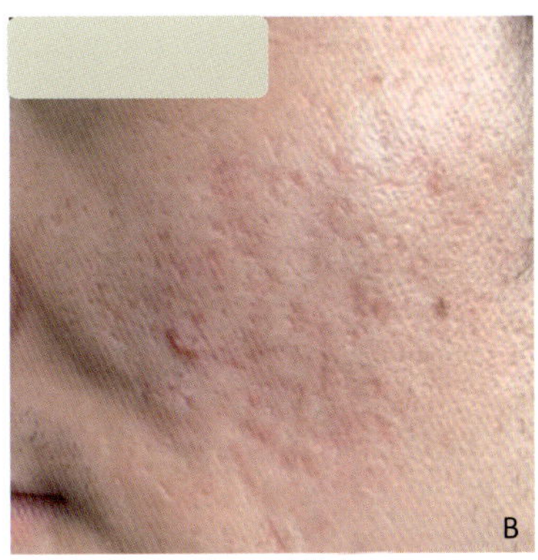

여드름 흉터에는 어떤 스킨부스터를 사용할까?

- 콜라겐 재생 촉진, 함몰된 흉터 개선
- 프락셔널 레이저, 서브시전, TCA 등과 병합
- PN, PDRN, PDLLA, HA, PRP
- 통증 문제만 괜찮으면 프락셔널 레이저 직후 시술도 가능
- 손주사, 인젝터, 캐뉼라

레이저+스킨부스터

- 파인 흉터에는 PDLLA(쥬베룩 스킨) 선호
- CO2 프락셀 직후 쥬베룩 스킨 주사(현재 흉터 관련 스킨부스터로는 쥬베룩이 많이 사용)
- 통증으로 힘들어 하시면 레이저 시술 1-2주 후에 주사
- PN은 살이 차오르게 하는 효과보다는 피부 표면의 상태 개선 효과가 크기 때문에 파인 흉터 치료보다는 모공 치료에 많이 사용

프락셔널 장비+쥬베룩

- 시너지 효과: 프락셔널 장비로 피부 재생의 환경을 자극하면서 PDLLA로 콜라겐 보충
- 개인적으로는 환자가 통증을 잘 참으면 프락셔널 장비 시술 직후 바로 쥬베룩 주사(통증에 힘들어 하면 1-2주 뒤)
- 4-6주 간격 3-5회
- 효과는 CO2프락셔널 + 쥬베룩 조합이 좋음
- 피코 프락셀로는 깊은 중등도 이상의 흉터에 효과 제한적 (오히려 니들RF가 나을 수 있음)
- 피부 민감도, 홍조 등에 따라 장비 선택

여드름 흉터 치료

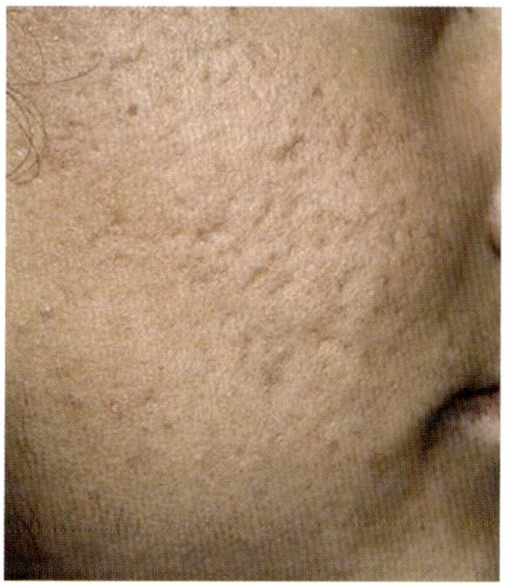
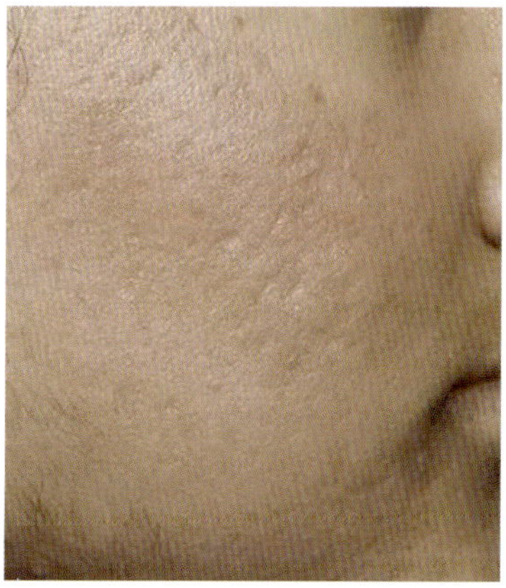

모공(Enlarged Pore)

모공 확장 원인

모공 분류

확장된 모공 치료

모공 (Pore)

- 모공: 털이 자라는 모낭의 입구
- 피지나 노폐물이 배출되는 통로
- 진피 상부의 모낭과 피지선에서부터 표피에 이르러 입구를 형성
- 피지샘은 모낭 쪽으로 이어져 있어서 피지를 피부 표면으로 분비

모공의 구조

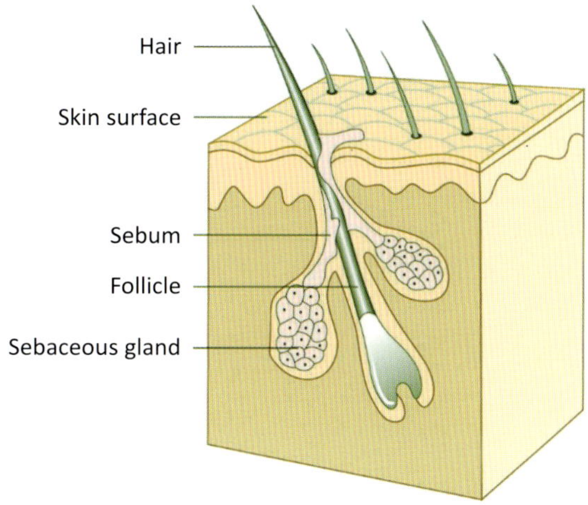

모공 확장의 원인

- 피지 분비 과다
- 모낭의 만성적인 염증
- 모공 폐쇄
- 탄력 저하
- 생활 습관
- 다양한 원인들의 복합적인 작용으로 인한 결과

모공 확장의 원인

- 피지 분비 증가: 지성 피부, 안드로겐(피지자극)
- 여드름과 같은 염증성 병변이 반복되어 모낭벽이 파괴되면, 넓어진 모공 구조가 완전히 회복되지 못하고 유지
- 각질 정체 및 노폐물로 인한 모공 폐쇄
- 노화로 콜라겐 감소 → 탄력 감소 → 늘어진 모공
- 자외선(광노화), 흡연, 스트레스, 과도한 세안

모공의 형태/분류

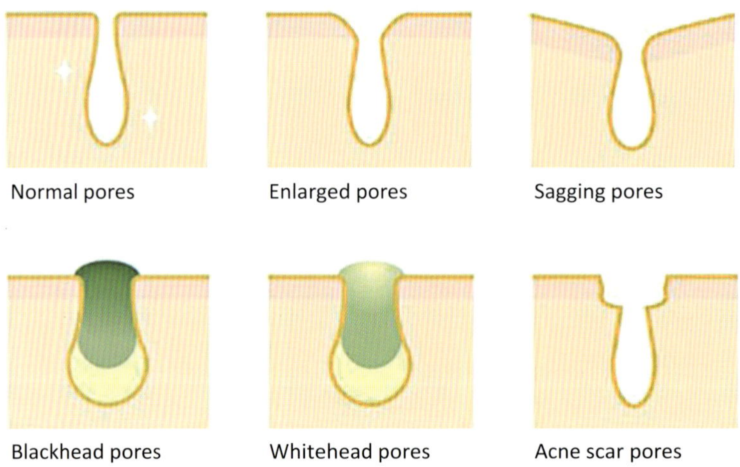

또 다른 모공 분류

Y shaped pores

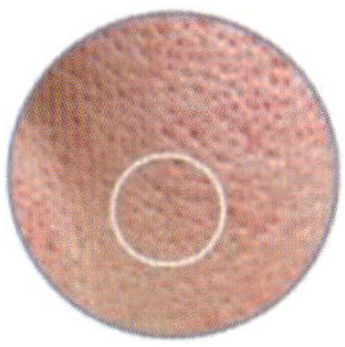

Found on ageing skin

Mainly on cheeks areas

Reduced skin elasticity

O shaped pores

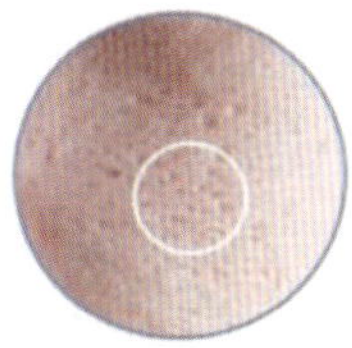

Found on oily skin

Prone to acne

Large in size

U shaped pores

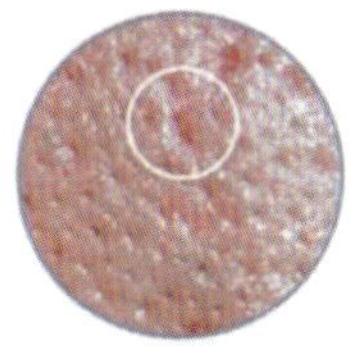

Found on dry &
Dehydrated skin

Lack of moisture

모공 형태: O자형

- 가장 흔한 형태
- 둥근 곡선의 모양
- 피지 분비 과다(지성 피부), 유전
- 코 주변, 이마, 턱: 피지 분비가 많은 T존 부위

모공 형태: Y자형

- 타원형(linear)
- 비스듬하게 늘어진 형태의 모공
- 나비존, 볼, 입 주변
- 노화로 인한 탄력 저하
- 콜라겐 재생, 타이트닝 개선 방향의 치료

모공 형태: U자형 V자형

- 건조한 피부
- 탄력도 저하되어 있을 수 있음
- 보습, 스킨부스터

- 뾰족하게 꺼진 형태
- 여드름 흉터
- 여드름 흉터 치료와 유사하게 치료 (프락셔널 레이저, 스킨부스터)

모공 치료-생활 습관 개선

- 자외선 차단제: 광노화 예방
- 보습: 유분기 많은 제품 X
- 과도한 세안, 각질 제거는 피하기
- 흡연 X

생활 습관 관리 후 변화

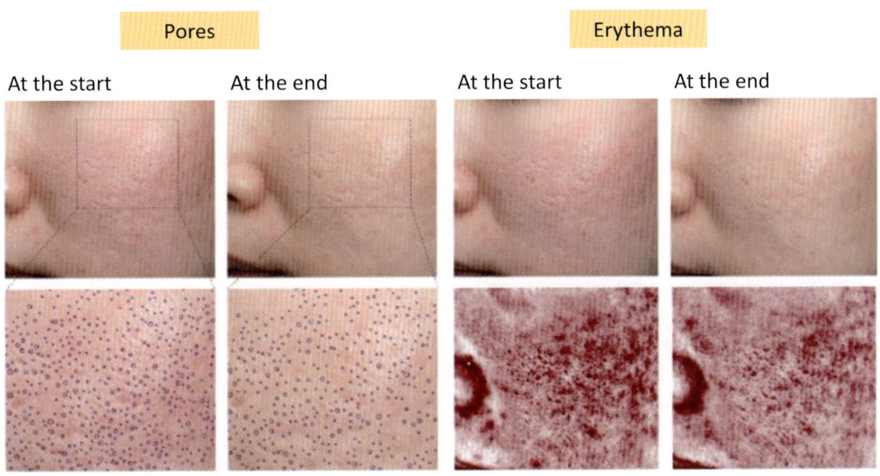

28 y. o. female
Upper: normal image
Lower: magnification analysis image

28 y. o. female
Upper: normal image
Lower: analysis image

모공 치료-연고/경구제

- 연고: 레티노이드 연고, BPO, AHA/BHA
- 경구제: 이소트레티노인
- 피지 과다 분비와 각질/노폐물로 인한 모공 폐쇄 조절
- 연고(레티노이드, BPO)는 자극감이 있을 수 있기 때문에 소량을 얇게 도포하거나 보습제와 희석해서 사용
- 경구제: 피지 분비 감소로 인한 모공 개선

모공 치료-필링

- 모공의 발생 원인 중, 각질이나 노폐물로 인한 모공 폐쇄를 해결
- AHA, BHA, 제스너필...
- 니들 RF장비, 프락셔널 계통의 레이저와 병행 가능 (당일 병행은 피함)

모공 치료-리프팅, 타이트닝 장비

- 고주파, HIFU 등의 장비: 노화로 인한 나비존, 양볼의 늘어진 모공 치료에 도움
- 리프팅이나 타이트닝 시술 후에 모공도 부수적으로 좋아지는 효과
- 제네시스 테크닉

모공 치료-니들 RF

- 미세침(microneedle)을 피부에 삽입하고, 침 끝이나 전체에 고주파 에너지를 전달
- 표피층에는 손상을 최소화하면서 진피층에 안전하게 열을 전달하여 피지선 감소와 콜라겐 리모델링을 유도
- 모공 치료에 많이 사용하는 장비
- 여드름, 흉터, 타이트닝에도 사용
- 시크릿, 인트라셀, 버츄, 포텐자(+약물주입), 실펌(비절연)...

니들 RF 기전

- 미세침 자체의 기계적인 자극: 미세한 손상을 주어 피부 재생 유도 (Fractional방식)
- 고주파 열 자극: 진피층에 열자극을 주어 콜라겐 재생 유도
- Monopolar, Bipolar: 보통 모공 치료에는 Bipolar
- 침: 절연, 비절연
- 침 깊이 조절 가능
- 4-6주 간격 3-5회

시크릿

- 니들: 1pin, 4pin, 25pin, 64pin...
- 깊이: 0.5~3.5mm
- 모공 치료 시에는 보통 25pin(절연) 사용
- 다양한 종류의 핀이 있어 모공 치료 외에 여러 방면으로 시술 가능

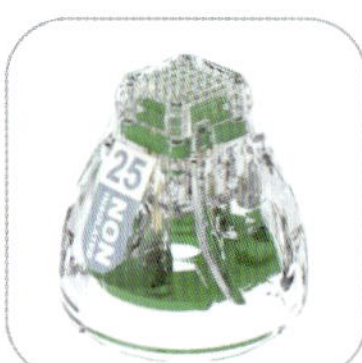

시크릿 니들 25pin (1box/10ea)

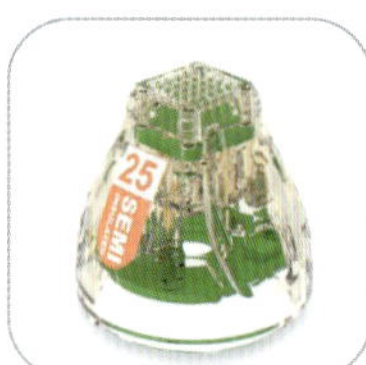

시크릿 니들 25pin(절연) (1box/10ea)

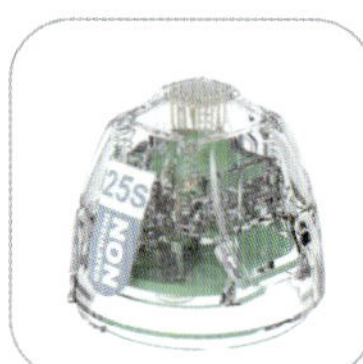

시크릿 니들 S tip (1box/10ea)

시크릿 팁

- 시크릿 팁 한 개당 1500샷
- 1회용 소모품
- 1pin, 4pin팁은 아그네스 같은 역할
- 보통 모공 치료 시에는 25pin, 25pinS, 64pin을 많이 사용
- 소모품 가격: 25pin 1BOX(10개)에 30만원,
  4pin 1BOX(10개) 20만원

시크릿 핀 차이점

항목	25pin	25pinS	64pin
핀 수	25개	25개(소형)	64개
면적	중간(약 10×10mm)	소형(약 6×6mm)	대형(약 14×14mm)
침 굵기	기본	얇거나 짧음	얇고 짧음
깊이 조절	0.5~3.5mm	0.5~2.0mm	0.5~2.0mm
주로 사용하는 부위	볼, U존, 이마 등 전반적 부위	눈가, 콧망울, 입가 등 좁은 부위	넓은 부위(볼 전체 등)

비절연 vs 절연

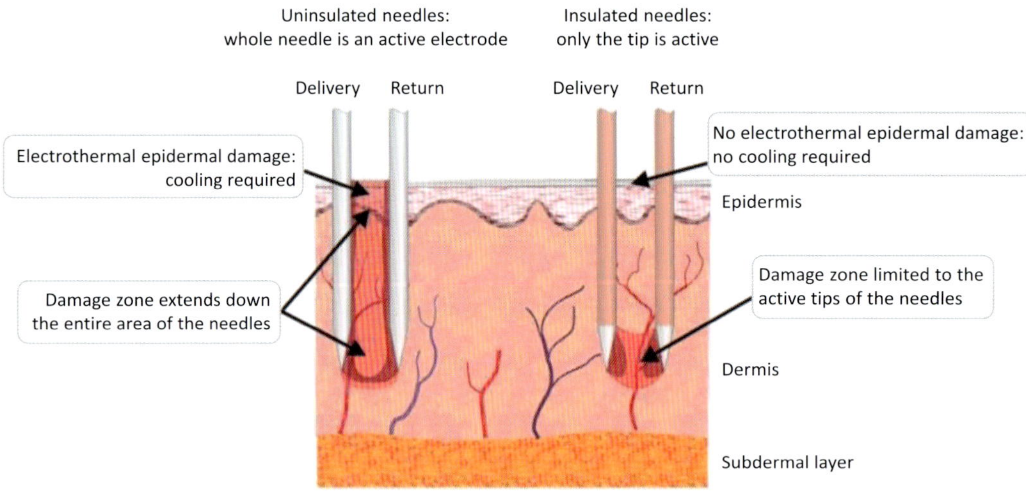

시크릿 시술 전후

- 30-40분 연고 마취
- 시술 전 압출, 시술 후 염증 주사
- 시술 후1-2일 정도 시술 부위 붉어지거나 약간의 부종 있을 수 있음
- 시술 후 일시적으로 여드름 올라올 수 있음 → 보통은 빨리 가라앉음(환자에게는 혹시 여드름이 올라오면 잠깐 병원에 들러 압출 받고 가시라 설명을 미리 드림)

시크릿 사진

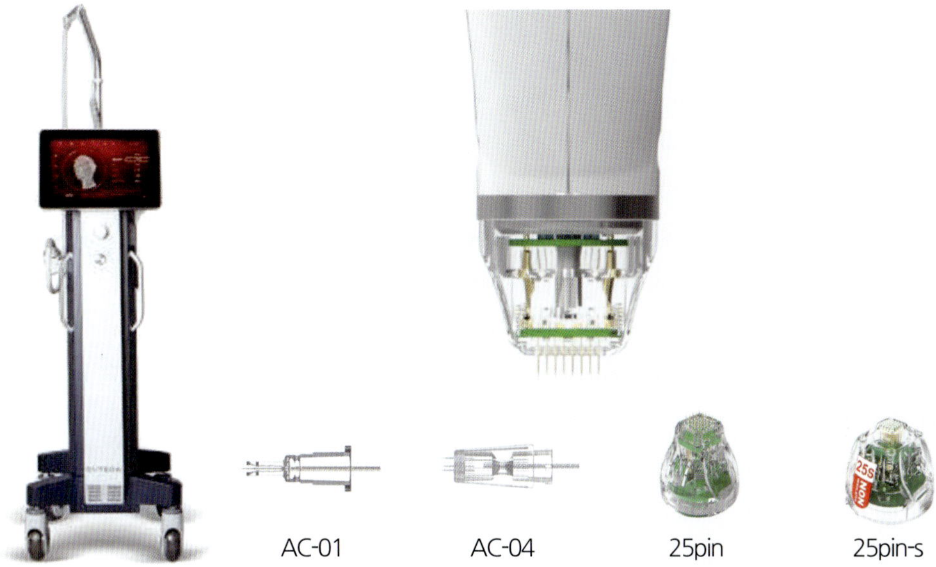

모공 치료 case

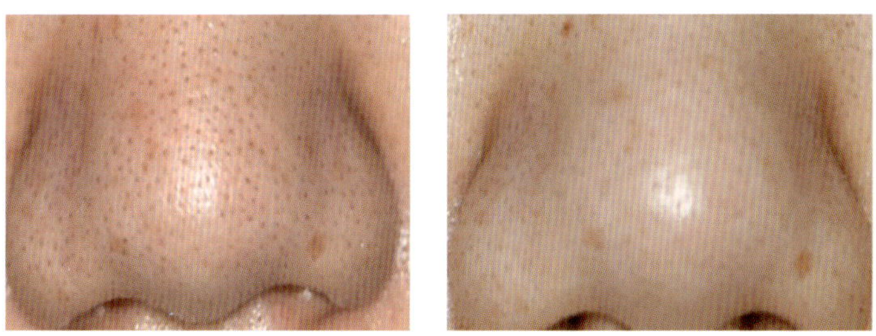

- 모공 치료 효과는 육안적으로 차이가 날만큼 드라마틱 한 경우는 흔치 않음
- 치료 초기에는 화장을 했을 때 이전보다 잘 먹는 느낌인지 질문
- 모공이 호전되면서 피부 표면이 균일해지는 것과 같이 느낌

모공 치료 case

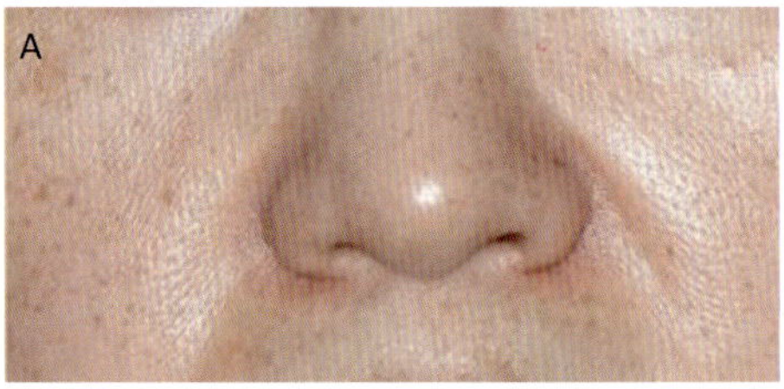

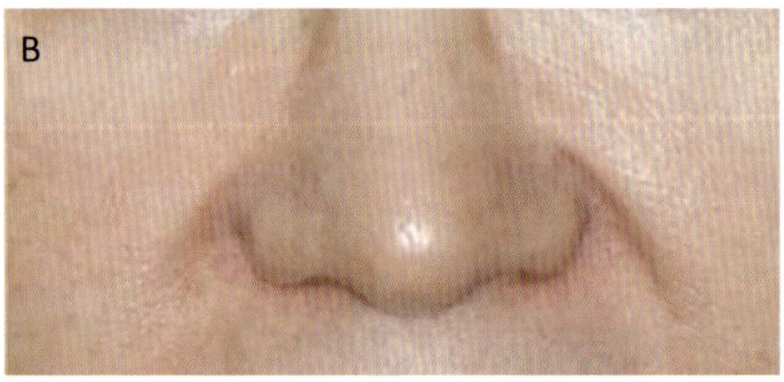

- 피부 노화가 오면서 나비존의 모공이 늘어지는 느낌으로 눈에 띔
- 니들 RF 치료 후 늘어졌던 모공이 조여지고 피부 탄력이 붙으면서 코와 나비존의 피부 상태가 전반적으로 개선

Before

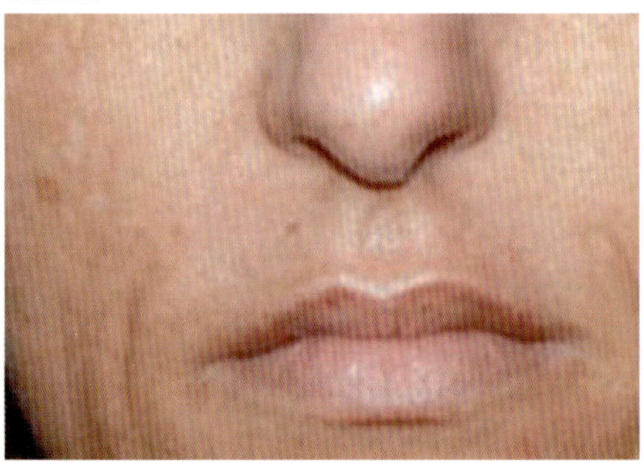

After

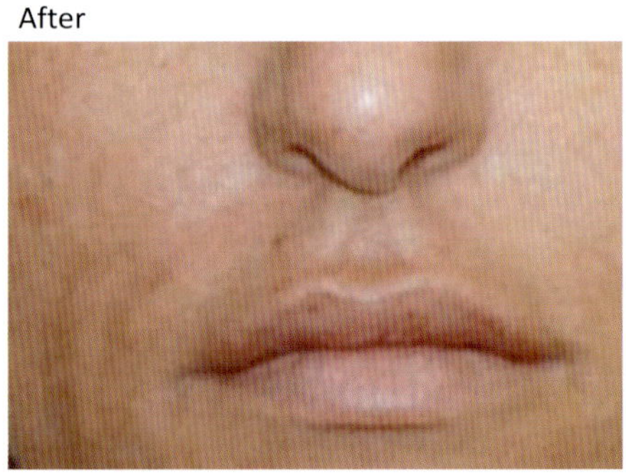

- 니들Rf의 타이트닝 효과
- 니들Rf는 잔주름, 피부결, 피부 력 개선 등의 타이트닝 치료에도 많이 쓰임

프락셔널 레이저 vs 프락셔널 니들RF

항목	Fractional laser	Needle RF
기전	광(laser beam)	RF(고주파열)
작용 깊이	진피층~심층까지(파장에 따라 다름)	0.5~3.5mm 깊이까지 조절 가능
시술 대상층	표피+진피	주로 진피층(표피 보호)
다운타임	3~7일: 홍반, 붓기, 딱지, 피부 탈락	1~3일: 홍반, 경미한 붓기
색소침착 위험	비교적 높음(동양인 피부 주의)	낮음(IV~V형 피부에도 안전)
주요 적응증	깊은 주름, 광노화, 여드름 흉터, 피부결 개선	미세주름, 모공, 탄력, 여드름 흉터, 피부 리프팅
통증	약간 강함(박피성일수록 큼)	비교적 약함(침으로 깊이 조절)
적합 피부 타입	주로 밝은 피부 타입(I~III형)	대부분 피부 타입(IV~V형 포함)
선호 상황	빠르고 강한 개선을 원할 때	안전하고 회복 빠른 시술을 원할 때
병합 시술	RF, 주사요법과 병합 가능(단, 표피 손상 고려)	레이저, 스킨부스터 등과 병합 시 시너지↑

RF vs Fractional laser

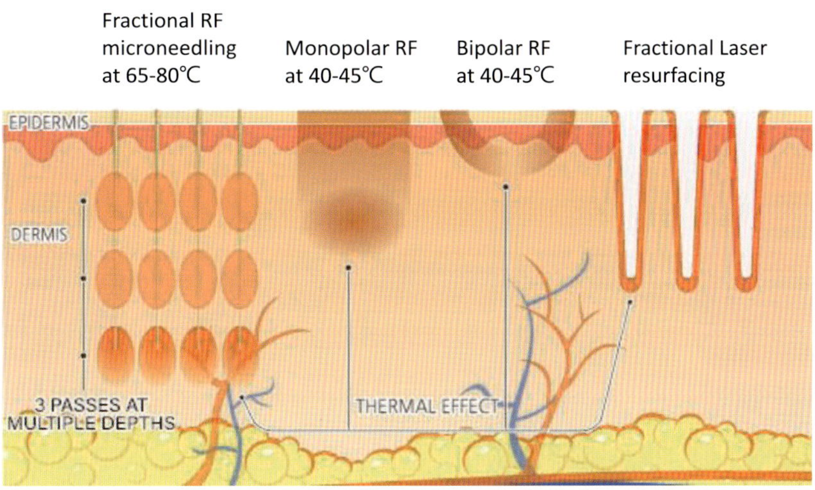

Fractional laser vs Fractional needle RF

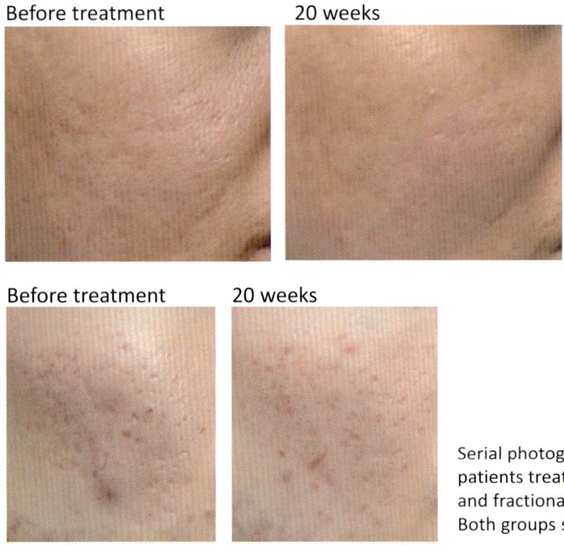

Serial photographs of representative atrophic acne scar patients treated with 1550nm Er:Glass fractional laser (upper) and fractional microneedle radiofrequency (lower).
Both groups showed an acceptable improvement.

피코 프락셀

- 피코 레이저는 색소 치료보다 오히려 모공 치료에 주목을 받고 많이 쓰이고 있음
- LIOB(Laser-Induced Optical Breakdown)
- 피코 레이저의 photoacoustic effect로 인해 피부조직 내에 손상을 주면서 공동(cavity)를 만드는 원리 → 빈 공간이 스스로 치유되는 과정에서 새로운 콜라겐과 엘라스틴이 생성
- 표피 손상 최소화

LIOB 기전

- 피코 레이저 조사
- 레이저 집속으로 인해 국소적으로 전자 밀도 상승하면서 플라즈마 ball 발생
- 플라즈마 ball이 주변 온도를 올리다가 터지면서 가 진피층에 cavitation발생
- 손상에서 회복되는 과정에서 콜라겐 재생 유도

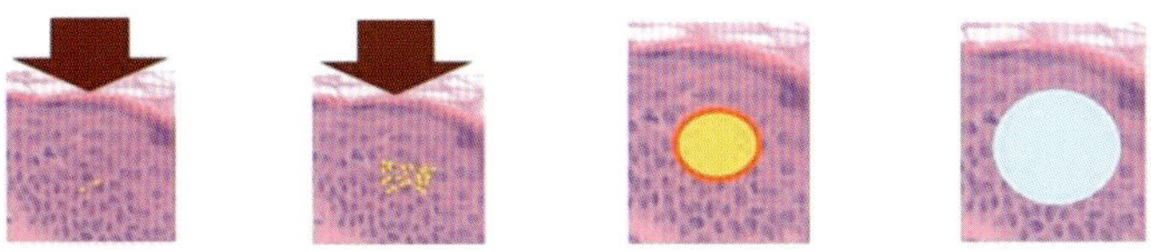

Laser induced focal ionization	Electron avalanche growth	Plasma	Cavitation
A seed electron is ejected from an absorber (ex: melanin, Hb, water etc.)	Free electrons grows in an avalanche process Electron plasma density increases absorbing energy from the beam	The laser beam terminates leaving a hot plasma ball. Plasma rapidly heats the surrounding tissue above boiling temperature	Steam expansion creates a cavitation in the epidermis or dermis

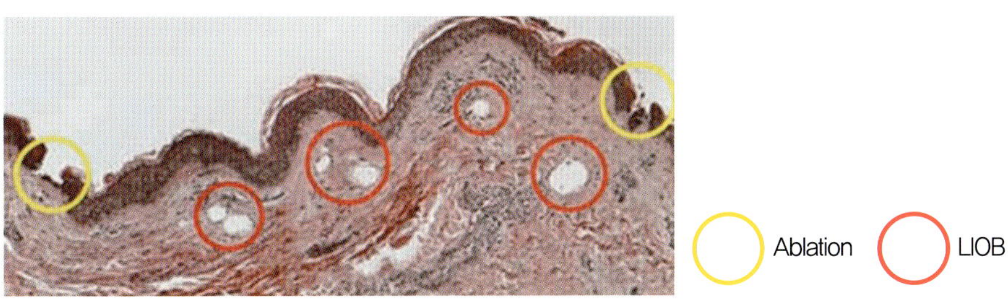

DOE(Diffractive Optical Element)

- 에너지를 균등하게 분할하여 조사
- 에너지가 일정한 깊이로 고르게 전달
- 조사할 수 있는 최대 에너지는 MLA보다 높지만, 대부분 표피에서 소실되어 MLA보다 부드럽게 에너지 전달이 됨
- 피부결 개선, 재생, 모공
- 다운 타임 짧음(1-3일)

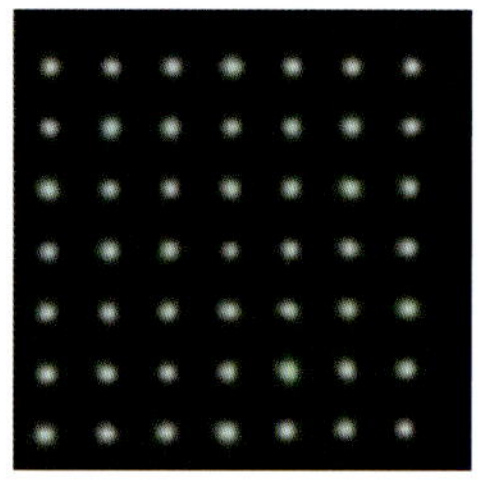

MLA(Micro Lens Array)

- 마이크로 렌즈를 통해 에너지를 집중
- 에너지가 가운데 부분으로 집중되어 전달
- 집중된 에너지로 인해 강한 에너지 전달의 효과를 기대
- 에너지 분포가 DOE보다 고르지 못함
- 다운 타임 김(7-10일)
- 여드름 흉터, 흉터, 모공

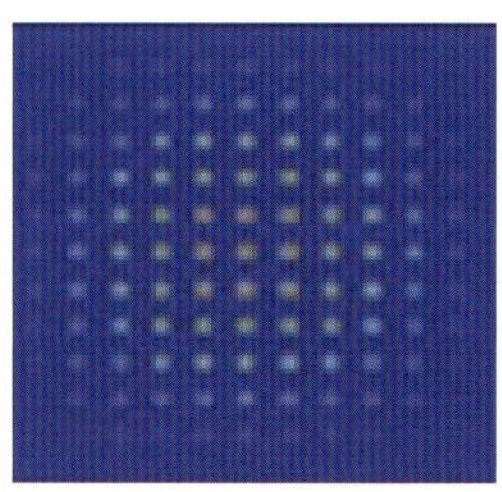

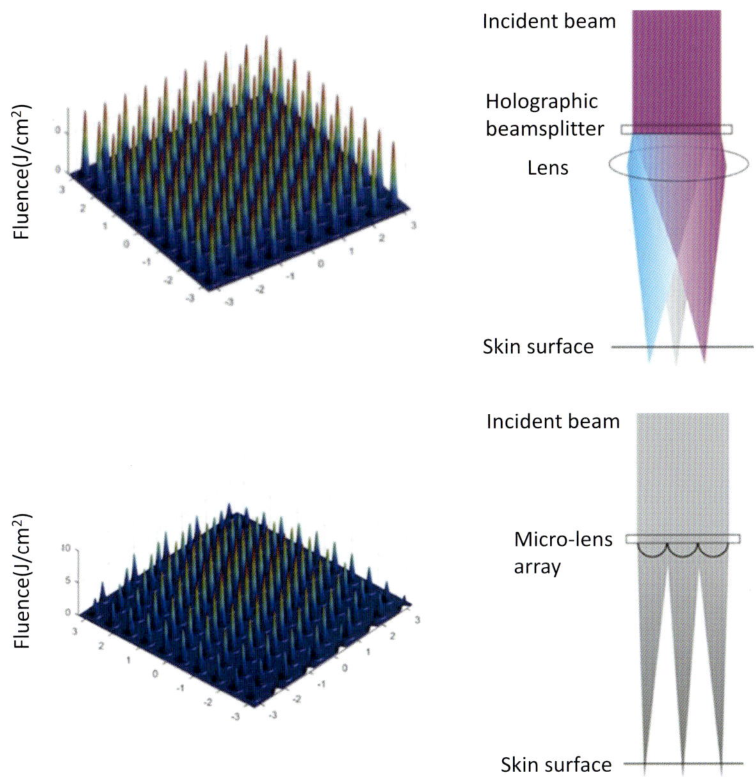

DOE / MLA

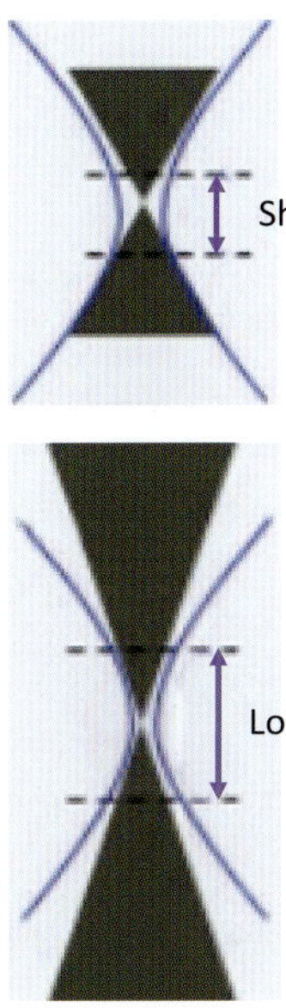

- Focusing zone(beam waist)
- Beam waist가 길면, 치료 중에 handpiece와 피부 사이의 거리에 변화가 생겨도 stable

Plasma Shielding Effect

- Backward scattering
- 레이저를 중첩하여 조사하면 에너지 구름이 피부 표면 쪽으로 점점 올라와서 형성
- 이 에너지 구름이 방패(shield)를 형성하여 에너지가 그 밑으로 더 깊게 들어가지 못하게 흩어버리거나 반사 시킴
  → LIOB 발생이 진피 상부나 진피-표피 경계 정도에 생기게끔

Shielding effect

- Shielding effect가 생기면 에너지가 깊이 침투 못하는데 그러면 손해가 아닌가?
  → 모공은 표피 아래 200~500μm 깊이의 진피 상부 정도에 위치
  → Shielding effect가 필요 이상으로 들어가는 에너지를 막아 주는 역할

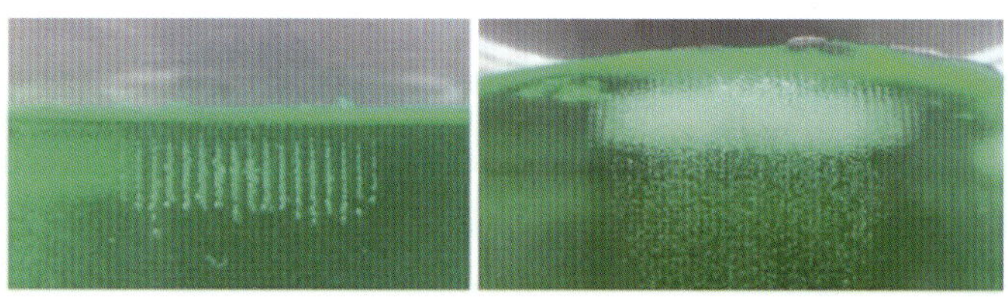

Single pass　　Multi-passes

에너지와 깊이 관계

- 피코레이저에서 LIOB 발생 깊이는 에너지가 낮을수록 더 깊어지고, 높을 수록 더 얕아짐
- 높은 에너지: 에너지가 강해서 피부 표면에서 threshold에 바로 도달하여 얕은 층에서 바로 breakdown
- 낮은 에너지: 에너지가 표면에서는 threshold에 도달하지 못하고 좀 더 깊게 들어가면서 도달

에너지와 깊이 관계

- 강한 에너지는 위에서 빵 터지고, 약한 에너지는 은근하게 깊이 들어가서 터진다고 이해
- Eg: 진피 색소는 높은 에너지, 콜라겐 재생은 낮은 에너지, 모공은 중간 정도...

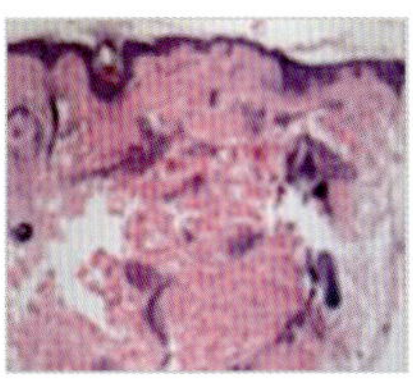
1064nm 2mJ
DERMAL LIOBs

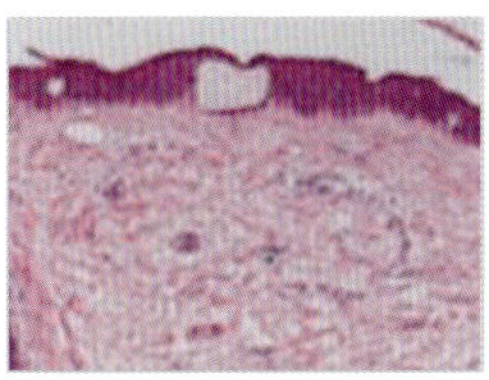
1064nm 2.4mJ
INTRAEPIDERMAL LIOBs
with intact stratum corneum

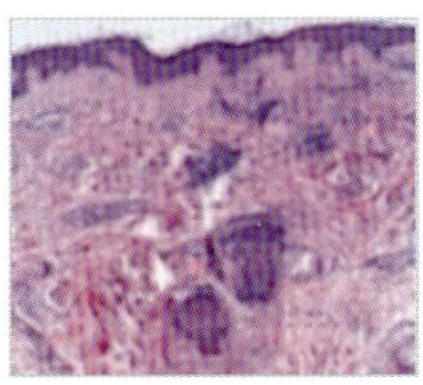
532nm 0.5mJ
DERMAL LIOBs Depth: 500-600µ

팁 밀착

- 빔이 포커싱 되는 곳에 LIOB가 생성(LIOB 위치)
- 밀착이 부족하면 에너지 일부 반사, 산란
- 팁과 피부가 수직으로 밀착
- 제대로 밀착이 되지 않거나 수직을 유지하지 않으면 효과↓, 표피 손상, 결과 예측↓
- DOE는 MLA보다 beam waist가 짧기 때문에 상대적으로 더 잘 밀착시켜야 함

PICO 프락셀 시술 후 반응

- DOE모드는 시술 후 붉어짐이 약간 있지만 시술 당일에 거의 사라짐
- MLA모드는 시술 후 petechiae를 동반한 부종, 붉어짐이 있고 5-7일에 걸쳐 서서히 사라짐, 시술 당일 열감, 자극감 등 있을 수 있음
- MLA모드는 CO2프락셀에 비해서도 시술 후 petechiae 등으로 인해 겉으로 티가 나기 때문에 이에 대해 시술 전 충분히 설명

Pico MLA 시술 후 모습

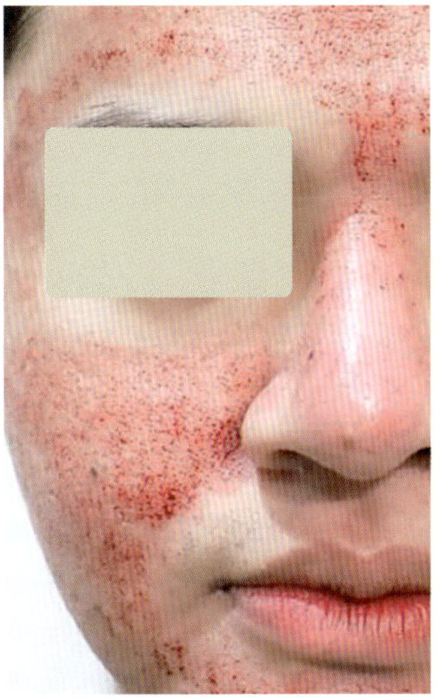

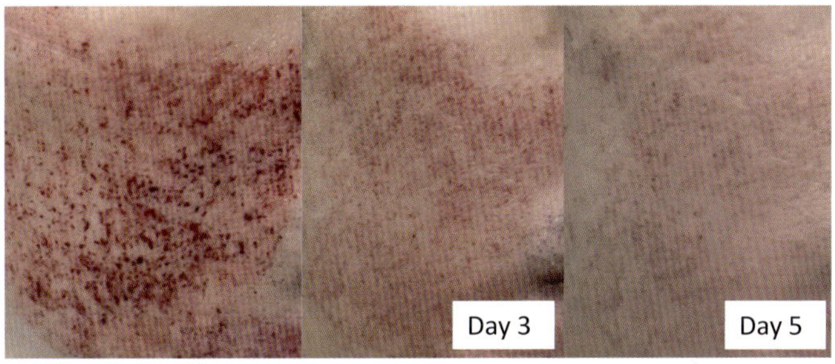

MLA와 DOE 시술 후 피부 반응

항목	MLA 모드	DOE 모드
홍반	점상 홍반(붉은 도트 형식)	균일한 홍조 (전체적으로 붉음)
부종	국소적 부풀어 오름, 울퉁불퉁	거의 없음 or 미세 부종
피부결 반응	도트 모양 자국 수 시간~1일	눈에 띄는 자국 거의 없음
불편감	화끈거림, 따끔함↑	상대적으로 적음

피코 프락셀 시술 후 관리

- 시술 직후는 일반적인 진정 관리
- 시술 당일은 냉찜질, 보습 충분히 하도록
- 사우나, 격렬한 운동, 음주 등은 1주일 정도 피하도록
- 자외선 차단 관리 철저히 하도록 교육(일상 생활은 가능)
- 충분한 보습, 진정, 자외선 차단제 바르시도록

피코 프락셀 영상

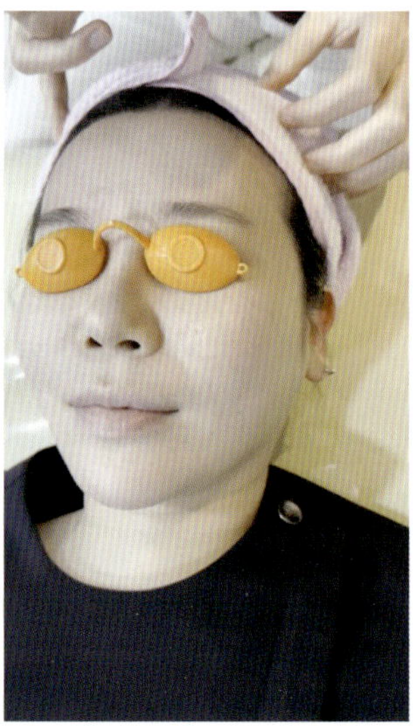

주사피부염(Rosacea)

주사피부염

- 홍반, 홍조, 모세혈관 확장증 등의 증상을 동반한 만성 염증성 피부 질환
- 질병 코드: L719
- 구진농포형이 염증성 여드름과 혼동될 수 있음
- 30~60대, 서양인에서 많지만 아시아(한국)에서도 증가 추세
- 여>남

주사피부염 병태 생리

- 아직 완전히 밝혀지지 않음
- Desregulation of the innate(keratinocytes, endothelial cells, macrophages, mast cells, dendritic cells) and adaptive(T helper cells) immune system
- 혈관 이상: 혈관의 민감도 증가 → 홍조
- 면역 이상: 면역 활성 → 염증↑
- Demodex 증가
- Gut-Skin axis 연관

주사의 증상 및 형태

- Erythema, telangiectasia, coarseness of skin, inflammatory papulopustular eruptions
- 이제는 새로운 분류로 되어 있지만, 예전 4가지 분류가 증상을 직관적으로 이해하기 편함
- Erythematotelangiectatic type(홍조형)
- Papulopustular rosacea(구진농포형)
- Phymatous rosacea(비류형)
- Ocular rosacea(안구형)

Faces of Rosacea

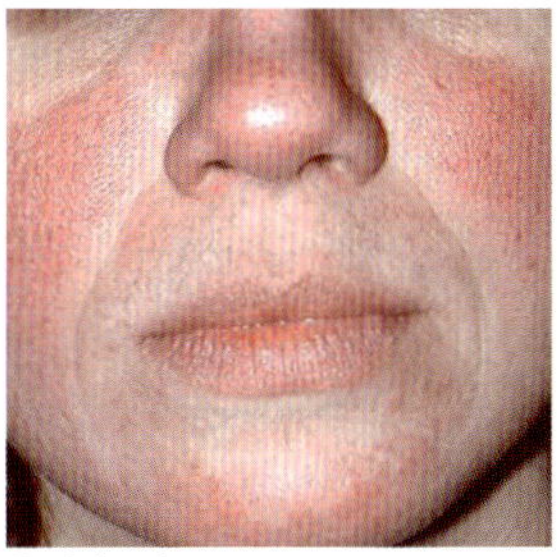

Facial redness
Flushing and persistent redness.
Visible blood vessels may also appear.

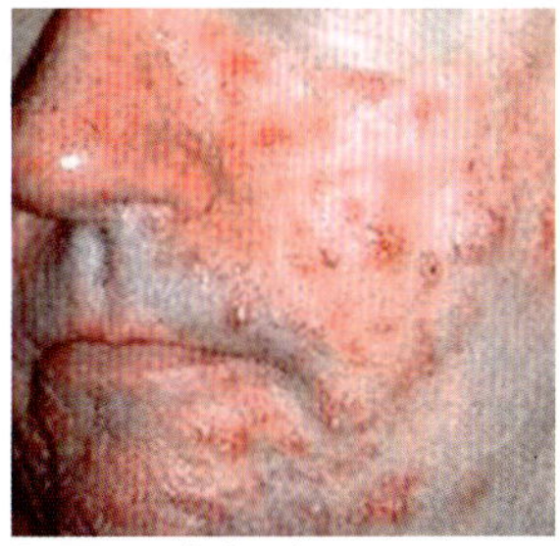

Bumps and pimples
Persistent facial redness with papules and pustules(bumps and pimples)

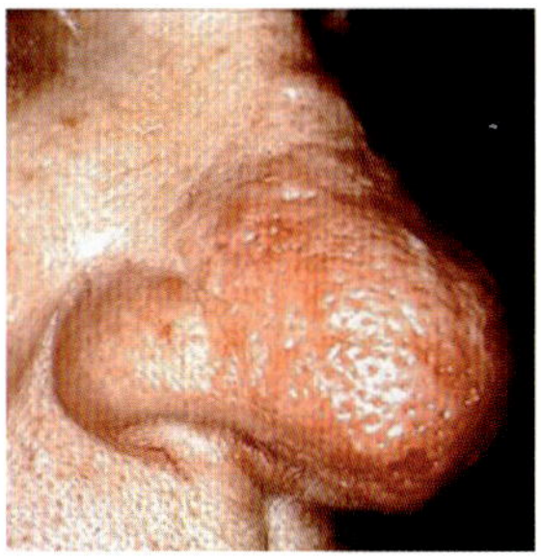

Skin thickening
Skin thickening and enlargement(phymatous changes), usually around the nose.

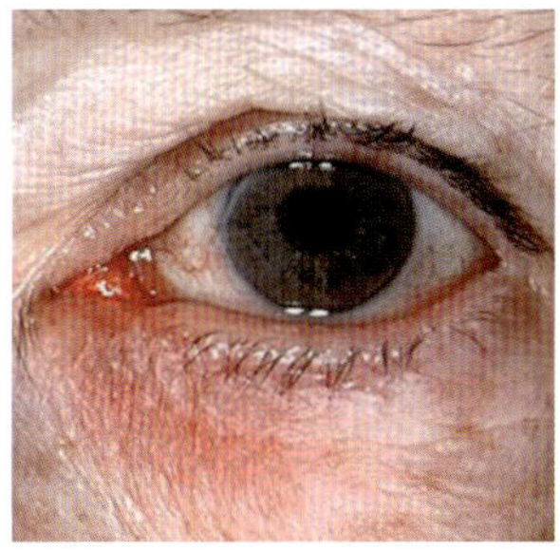

Eye irritation
Watery or bloodshot appearance, Irritation, burning or stinging.
Also known as ocular rosacea.

홍조형

- 얼굴 전반적인 홍조, 모세혈관 확장
- 정적인 상태에서도 홍조가 기본적으로 있고, 악화 인자 노출 시 더 심해지면서 오래 유지
- 피부 표면이 건조감이 있고 굉장히 민감
- Burning, stinging
- 폐경기 홍조와 달리 동반 증상(발한, 두근거림, 두통)이 없음
- 구진 농포형에 비해 치료에 대한 반응 떨어짐

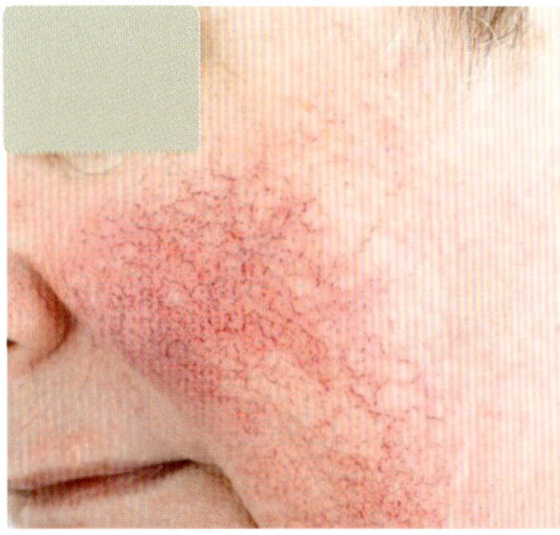

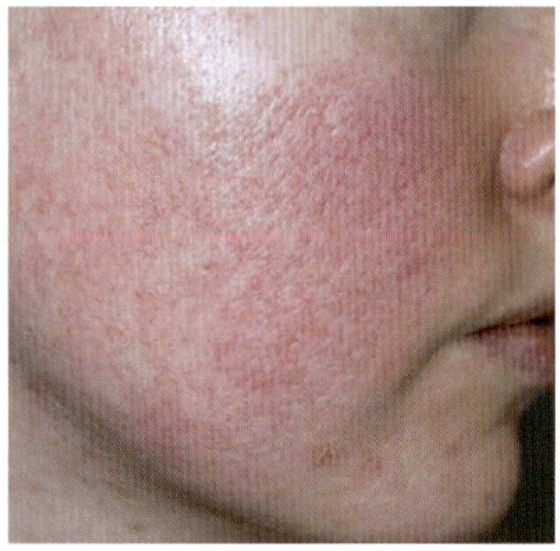

구진농포형

- 여드름과 유사하여 혼동될 수 있음 → 자칫 여드름 치료로 자극적인 시술이 들어가면 악화될 수 있음
- 면포 없음, 연령층
- 홍조가 깔려 있으면서 염증성 구진이나 농포가 동반되어 있음
- Oily skin 양상의 띄기도 함
- 피부가 홍조형과 같이 민감할 수도 있으나, 그렇지 않은 경우도 있음

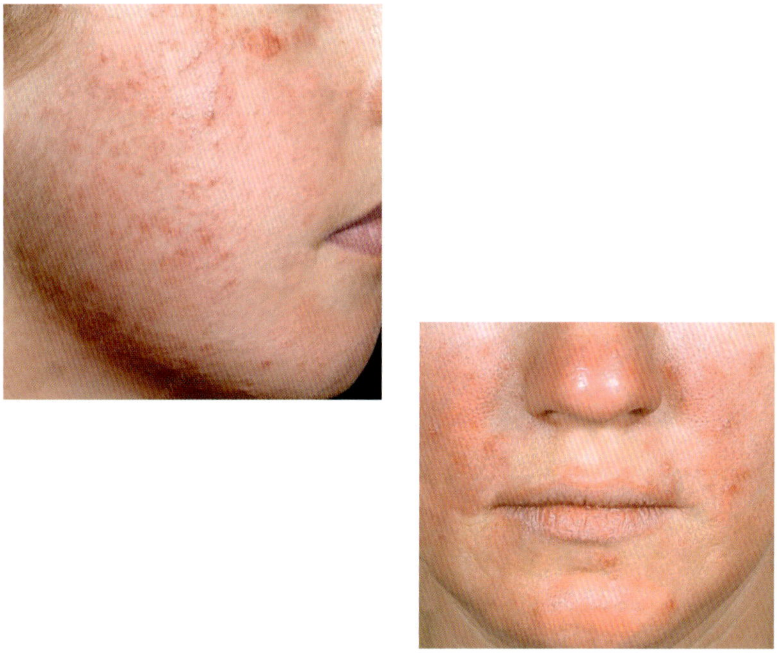

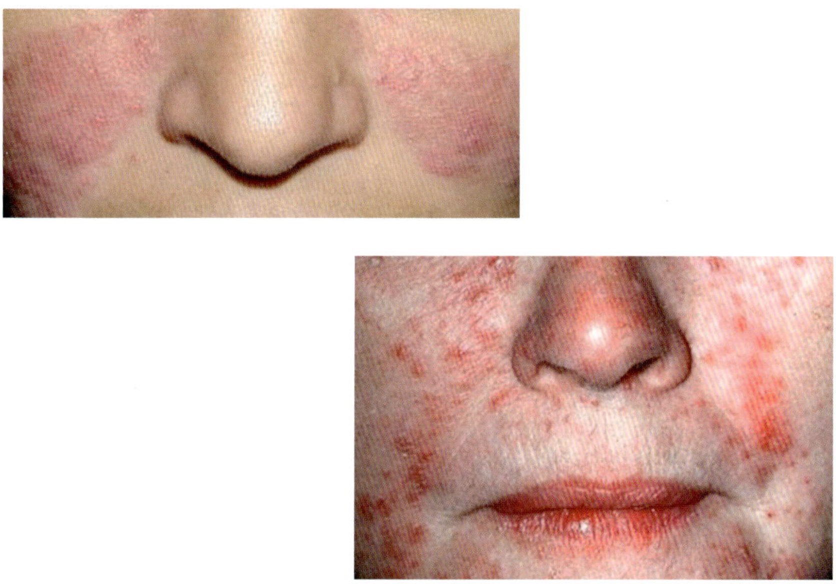

비류형

- 딸기코형 (L711)
- Bumpy texture
- 피지샘 증식 + 결합조직 증식
- 초반에는 코의 모공이 넓어진 것처럼 생각할 수 있으나 점차 그 형태가 심해짐
- 모세혈관 확장

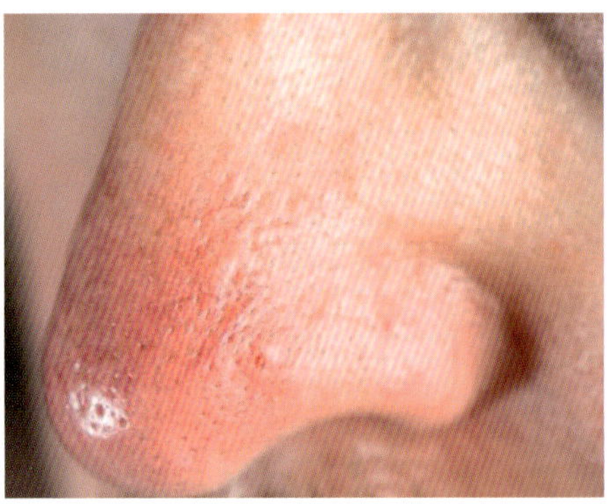

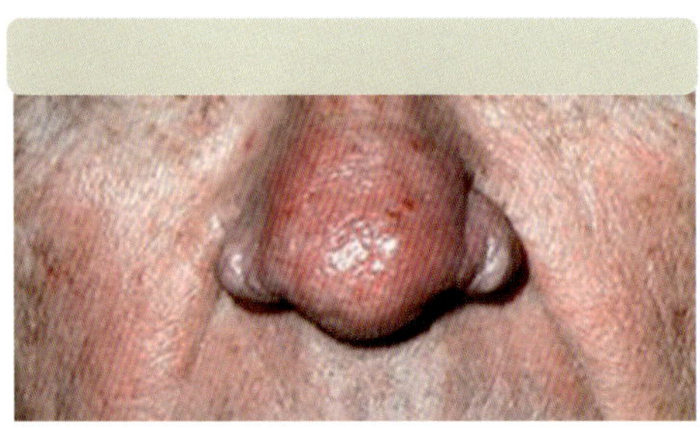

안구형

- 눈 건조, 충혈, 이물감
- 결막염
- 안과 의뢰

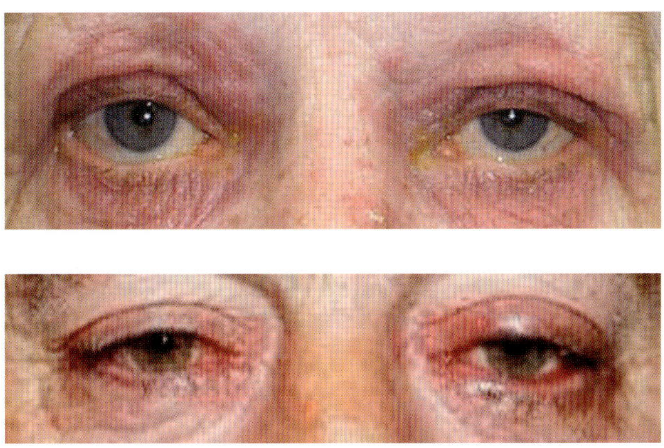

겹쳐서 나타나는 증상들

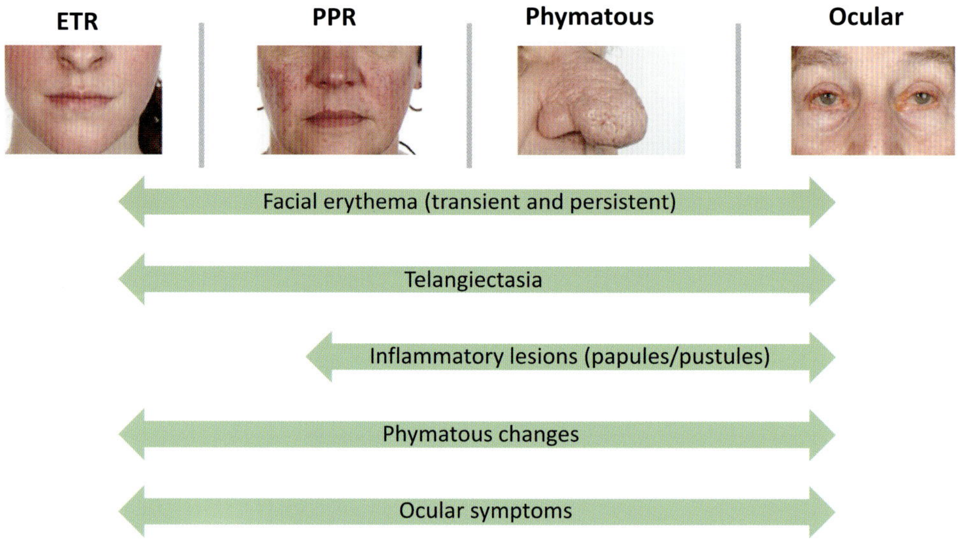

새로운 진단 기준

- 예전에는 subtype에 의한 분류
- 하지만 subtype의 증상들이 겹쳐서 나타나는 경우가 많고, 이러한 분류로 설명되지 않는 경우가 많아서 일관성의 문제가 제기
- 2017년에 phenotype에 의한 분류
- 진단적 특징(diagnostic feature)과 주요 특징(major feature), 보조 특징(minor feature)의 조합으로 진단
- 하지만 증상을 공부하고 이해하는 데에는 subtype 분류가 처음에는 더 편함

Rosacea features can span multiple subtypes (Fig. 1), progress between subtypes[16,21,22] or be pathognomic (e.g. phymatous changes). Therefore, their clinical presentation may be more accurately defined by the term 'phenotype', which describes an individual's observable characteristics that can be influenced by genetic or environmental factors.[23] Subtype classification may not fully cover the range of clinical presentations and is likely to confound severity assessment, whereas a phenotype-based approach could improve patient outcomes by addressing an individual patient's clinical presentation and concerns. Accordingly, there is a clear need to transition beyond a subtype classification. The NRS itself noted, 'As a provisional standard classification system, (the 2002 proposal) is likely to require modification in the future as the pathogenesis and subtypes of rosacea become clearer, and as its relevance and applicability are tested by investigators and clinicians.'[12] A phenotype-based approach will therefore address rosacea and its treatment in a manner that is more consistent with the patient's individual experience.

주사의 진단

PHENOTYPES :

Diagnostic features

Persistent centrofacial erythema associated with periodic intensification by potential trigger factors

- The major features or this is redness of the skin, which can flare-up when exposed to trigger factors[1,2]

Phymatous changes

- The major features of theses are papules and pustules, dilated blood vessels, and problems affecting the eyes[1,2]

Major features

Flushing/transient centrofacial erythema

Inflammatory lesions

Telangiectasia

Ocular manifestations

Minor features

Burning sensation

Stinging sensation

Oedema

Dry skin

References 1. Schaller M., et al. Br J Dermatol. 2017; 176(2):465-471.
References 2. Tan J., et al. Br J Dermatol. 2017; 176:431-438

진단적 특징(Diagnostic features)

- 얼굴 중심부의 지속적인 홍조(Persistent centrofacial erythema)
  → Potential trigger factors에 의해 심해짐
- 비류성 변화(phymatous change)
- 상기 두 가지 특징 중에 한 가지만 있어도 주사 진단 가능

주요 특징(Major features)

- 홍조(Flushing/transient centrofacial erythema)
- 구진/농포(inflammatory papules and pustules)
- 모세혈관확장(telangiectasia)
- 안과적 증상(Ocular manifestations)
- 진단적 특징이 없어도 상기 주요 특징 중 2가지 이상만 있으면 주사 진단 가능

보조 특징(Minor feature)

- 작열감, 따가움 (burning/stinging sensation of the skin)
- 건조감(dry sensation of the skin)
- 부종(edema)
- 진단에 단독으로 사용되지는 않고, 다른 특징들과 연계하여 보조적으로 사용

Descriptions of cutaneous rosacea features by consensus

Cutaneous rosacea features	Description
Diagnostic features	
Phymatous changes	Facial skin thickening due to fibrosis and/ or sebaceous glandular hyperplasia. Most commonly affects the nose, where it can impart a bulbous appearance (n=19/20)
Persistent erythema	Background ongoing centrofacial redness. May periodically intensify in response to variable triggers. In darker skin phototypes (Ⅴ and Ⅵ), erythema may be difficult to detect visually (n=19/20)
Major features	
Flushing/ transient erythema	Temporary increase in centrofacial redness, which may include sensations of warmth, heat, burning and/ or pain (n=20/20)
Papules and pustules	Red papules and pustules, usually in the centrofacial area. Some may be larger and deeper (n=18/20)
Telangiectasis	Visible vessels in the centrofacial region but not only in the alar area (n=19/20
Minor features	
Burning sensation of the skin	An uncomfortable or painful feeling of heat, typically in the centrofacial region (n=19/20)
Stinging sensation of the skin	An uncomfortable or painful sharp, pricking sensation, typically in the centrofacial region (n=19/20)
Dry sensation of the skin	Skin that feels rough. May be tight, scaly and/ or itchy (n=19/20)
Oedema	Localized facial swelling. Can be soft or firm(nonpitting) and may be self-limited in duration or persistent (n=20/20)

Descriptions of ocular rosacea features

Ocular rosacea features	Description
Lid margin telangiectasia	Visible vessels around the eyelid margins. May be difficult to detect visually in darker skin phototypes (Ⅴ and Ⅵ)
Blepharitis	Inflammation of the eyelid margin, most commonly arising from Meibomian gland dysfunction
Keratitis	Inflammation of the cornea that can lead to defects and, in the most severe cases, vision loss
Conjunctivitis	Inflammation of the mucous membranes lining the inner surface of the eyelids and bulbar conjunctiva. 'I' typically associated with infection or vascular congestion and conjunctival oedema
Anterior uveitis	Inflammation of the iris and/ or ciliary body

진단 (1개 이상일 경우 진단)	주요 증상	이차 증상
주기적, 특징적으로 나타나는 고정된 안면 중안부 홍반	홍조/일시적인 안면 중안부 홍반	피부 화끈거림
비류성 변화	염증성 구진과 농포	찌름 통증
	모세혈관확장증	부종
	눈 증상	건조한 피부

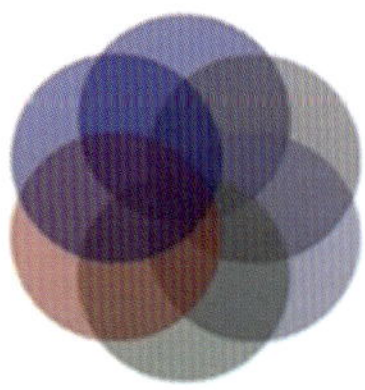

주사의 원인 및 유발 인자

- 다인성 질환
- 가족력: 30-40%
- 온도 변화: 여름, 겨울(실내외 온도차), 자외선, 탕목욕...
- 음식: 술, 매운 음식, 카페인
- 정신적 스트레스
- 화장품, 피부 자극 제품들
- 스테로이드 연고

주사피부염 악화 요인

Triggers Associated with Worsening Rosacea Symptoms

Triggers	*Patients with rosacea who report trigger (%)*
Sun exposure	81
Emotional Stress	79
Hot weather	75
Wind	57
Strenuous exercise	56
Alcohol consumption	52
Cold weather	46
Spicy foods	45
Certain skin care products	41
Heated beverages	36
Certain cosmetics (comedogenic)	27
Medications (topical steroids, niacin, beta blockers)	15
Dairy products	8
Other factors	24

Information from reference 4 and 11.

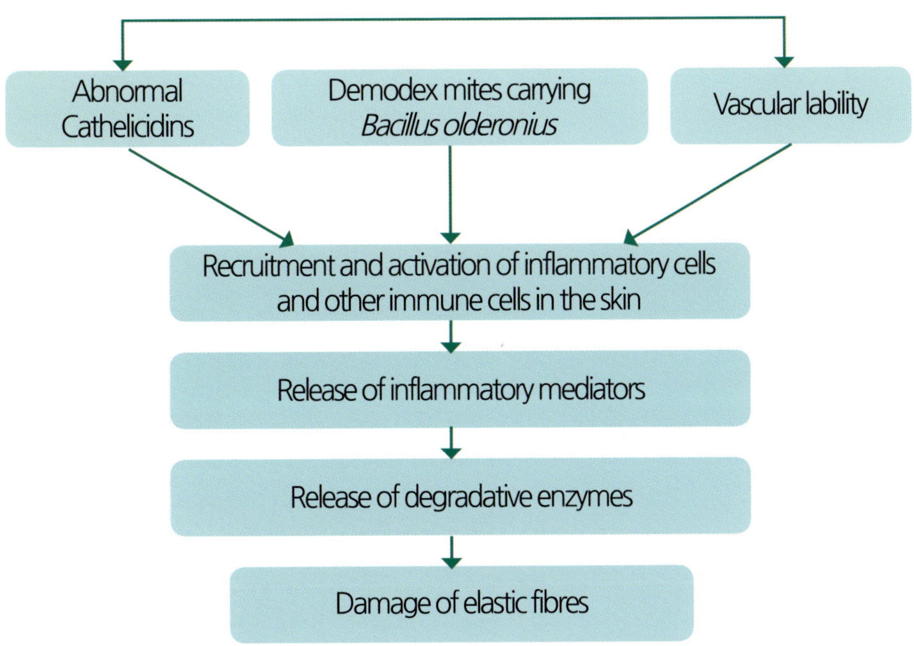

주사의 감별진단

- 자외선 노출에 의한 손상
  얼굴 중앙부뿐만 아니라 가장자리나 목을 포함한 더 넓은 부위까지 병변 나타남
- 지루성피부염
  피부가 민감하지 않고, 팔자주름 부위에도 병변이 나타남
- 폐경기 홍조 : 발한, 빈맥, 두통 등의 동반 증상
- 여드름 : 면포

주사 감별 진단

Skin Conditions That Share Similar Features with Rosacea

Condition	*Distinguishing features*
Acne vulgaris	Comedone formation No ocular symptoms
Contact dermatitis	Associated with itching and often improves over the time when causative agent is removed
Photodermatitis	Rash appears on multiple body parts with sunlight exposure
Seborrheic dermatitis	Has distinct distribution, pattern involving the scalp, eyebrows, and nasolabial folds
Systemic lupus erythematosus	Rarely has pustules

주사피부염 역학

- 주사는 여성에게 더 흔하게 발생
- 남성의 경우 여성보다 더 심한 증세를 보임
- 우리나라의 경우 이삼십 대에서 주사가 호발
- 우리 나라 국민 40명 중 약1명은 주사가 있는 것으로 추정

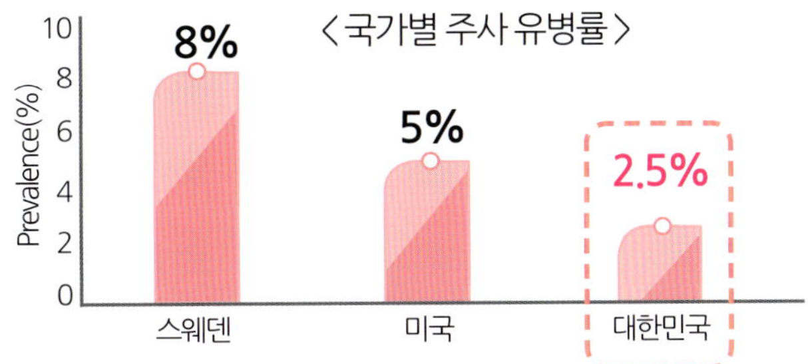

주사피부염과 여드름 감별

- 구진 농포형과 헷갈릴 수 있음
- 임상 양상, 환자 연령대, 동반 증상 등으로 판단
- 두 질환이 동시에 나타나는 경우도 있음
- 치료에 사용되는 경구제, 연고, 시술 등이 겹치기 때문에 정확한 감별이 애매한 경우에는 치료를 진행하면서 경과 관찰(자극적인 시술 제외)

주사피부염과 여드름 감별

Feature	Rosacea	Acne Vulgaris
Age of onset	Adults, typically 30~50yrs	Teenagers and young adults
Location	Central face (cheeks, nose, chin, forehead)	Face (T-zone), chest, back
Primary lessons	Papules, pustules, **no comedones**	**comedones (blackheads & whiteheads)**, papules, pustules, nodules
Flushing & redness	**Prominent flushing**, persistent erythema	Usually not present
Telangiectasia	Common (especially on cheeks/nose)	Rare
Skin texture	Often dry, sensitive	Often oily
Phymatous changes	Yes (esp. rhinophyma in men)	No
Triggers	Heat, spicy foods, alcohol, stress, sun	Hormonal changes, diet, occlusion

주사피부염 치료-생활 속 관리

- 악화 인자 파악 후 회피 노력
- 사우나, 음주, 햇빛, 카페인, 매운 음식, 감정 조절
- 일상 생활 속에서 환자의 관리가 중요 → 교육
- 자외선 차단제는 무기자차로(피부자극 ↓, 실비 보험되는 무기자차도 있음)
- 화장품은 자주 바꾸지 않고, 문제 없이 사용하던 화장품 계속 쓰시도록

주사피부염 피부 관리

- 피부 장벽과 민감한 피부를 보호할 수 있는 방향
- 클렌징: 부드러운 중성/ 약산성 세안제(세타필 클렌저, 도브)
- 브러쉬 X
- 기초: 자극이 되는 토너, 스킨은 피하고 알코올, 멘톨 등의 성분도 피함
- 썬크림: SPF30 이상, 무기자차

주사피부염 치료

	FIRST-LINE TREATMENT OPTIONS	FEATURE: Transient erythema (flushing)			Persistent erythema			Inflammatory papules/pustules			Telangiectasia			Phyma (clinically inflamed)			Phyma (clinically non-inflamed)		
		MILD	MODERATE	SEVERE	MILD	MODERATE	SEVERE	MILD	MODERATE	SEVERE	MILD	MODERATE	SEVERE	MILD	MODERATE	SEVERE	MILD	MODERATE	SEVERE
TOPICAL AGENTS	GENERAL SKINCARE	●	●	●	●	●	●	●	●	●	●	●	●	●	●	●	●	●	●
TOPICAL AGENTS	α-ADRENERGICS	●	●	●	●	●	●												
TOPICAL AGENTS	AZELAIC ACID							●	●										
TOPICAL AGENTS	IVERMECTIN							●	●	●									
TOPICAL AGENTS	METRONIDAZOLE							●	●										
ORAL AGENTS	ß-BLOCKERS	●	●	●															
ORAL AGENTS	DOXYCYCLINE							●	●	●				●	●	●			
ORAL AGENTS	ISOTRETINOIN									●				●	●	●			
PROCEDURES	ELECTRODESICCATION										●	●	●						
PROCEDURES	INTENSE PULSED LIGHT				●	●	●				●	●	●						
PROCEDURES	VASCULAR LASER				●	●	●				●	●	●						
PROCEDURES	PHYSICAL MODALITIES																●	●	●

2019 ROSCO guidance for treatment of rosacea by a feature-driven approach [5]

Table III. Options for major features*

Treatment options	Papules/pustules	Telangiectasia	Flushing
Topical therapies			
Ivermectin[36,44-48]	●●●		○
Azelaic acid[36,49]	●●		
Metronidazole[36,41,50-57]	●●		
Clindamycin[36]	○		
Retinoids	○	○	
Sulfacetamide sodium/sulfa	○		
Brimonidine[58,59]	C		○
Oxymetazoline			○
Oral therapies			
Doxycycline (subantimicrobial)[36,60]	●●●		
Azithromycin[58]	○○○		
Doxycycline[36,61]	○○○		
Minocycline[58]	○○○		
Isotretinoin[36,62,63]	○○○		
Trimethoprim/sulfamethoxazole	○○○		
Tetracycline[36,64,65]	○○		
Clindamycin	○		
Carvedilol[38,39,66]			○
Clonidine[39,40,66]			○
Propranolol[39,40,66]			○
Light devices			
Intense pulsed light[1]		○○○○	○○
Pulsed dye laser[1]		○○○○	
Potassium titanyl phosphate		○○○○	○

C, Used in combination therapy only.
*Number of circles indicates the committee's expert opinion on relative efficacy up to 4, with 4 indicating the most effective. Filled vs open circles indicate strength of trial evidence, with solid circles as strong and open circles as weak.

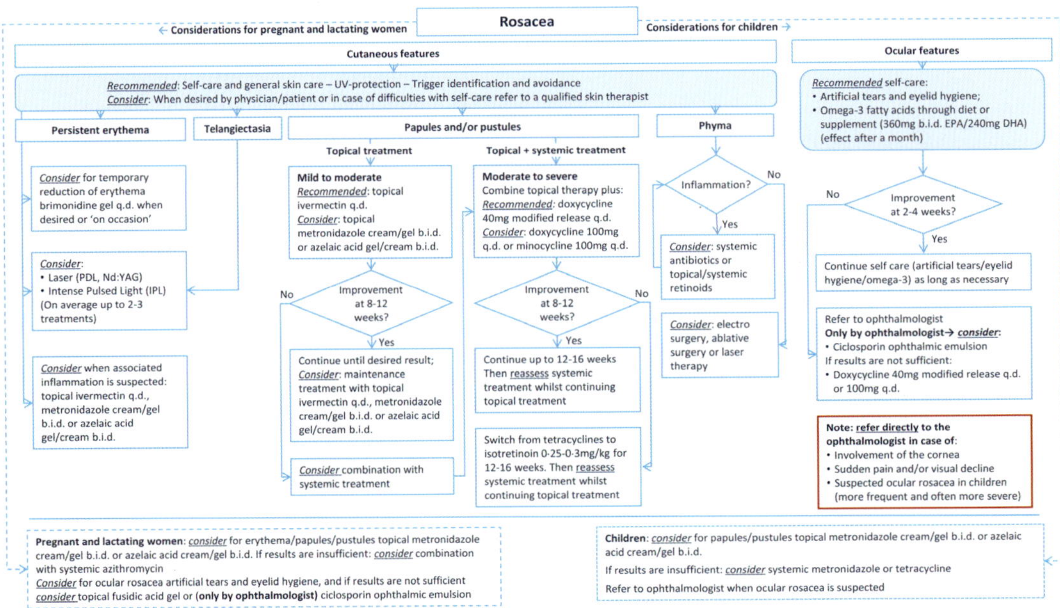

British Journal of Dermatology(January 2020)

주사 치료-연고(Metronidazole)

- Rozex gel (0.75%)
- Anti-inflammatory effect: 산화 스트레스 줄임
- 1일 2회
- Papules, pustules, background erythema에 효과
  → 구진농포형에 사용
- 2-3주 뒤 서서히 효과
- 자극적이지 않음

주사 치료-연고(Azelaic acid)

- 아젤리아 크림(20%)
- Anti-inflammatory effect
- Kallikrein 5와 Cathelicidin 감소시킴
- 1일 1-2회
- Papulopustular 병변에 효과 → 구진농포형
- 여드름 연고로도 사용

주사 치료-연고(Ivermectin)

- 수란트라 크림(1%)
- Anti-inflammatory & anti-parasitic(Demodex mites) effect
- 1일 1회
- 2-4주 뒤 효과
- Papules, pustules에 효과 → 구진농포형
- 자극적일 수 있기 때문에(2%) 처음에는 굉장히 소량 (완두콩 크기 양을 얼굴에 도포) 도포
- 12주까지는 연속 사용 가능(52주까지 long term study)

Metronidazole vs Ivermectin

Demodex mites which might pave the way to a more etiologic approach. Its use has now been widely adopted by clinical guidelines. The objective was to review the evidence and clinical guideline recommendations concerning ivermectin 1.0% cream in the treatment of papulopustular rosacea.
Methods: A systematic review of both medical literature and clinical guideline recommendations was conducted. Numbers needed to treat (NNT) were calculated for relevant dichotomous outcomes (e.g., relapse rate and achieving full lesion clearance) to compare ivermectin with other established treatment options for rosacea.
Results: The search identified three randomized trials, three extension studies, and two meta-analyses. Ivermectin has only been tested in moderate-to-severe papulopustular rosacea. Ivermectin is an effective treatment option for papulopustular rosacea and seems to be more effective than metronidazole (NNT = 10.5) at 12 weeks of treatment. Although ivermectin was numerically more effective than metronidazole at week 36 in preventing relapse (NNT = 17.5), relapse after discontinuation of treatment in both groups was common with 62.7% and 68.4% of patients relapsing. Based on limited generalizability of available evidence, clinical guidelines have yielded different treatment algorithms and, in some areas, conflicting recommendations.
Conclusion: Topical ivermectin is an effective option in the treatment of papulopustular

- 12주 했을 때 ivermectin이 metronidazole보다 효과적
- 36주 이후에 더 효과적이지만 재발률은 두 연고 모두 비슷

주사 치료-연고(Brimonidine)

- $\alpha - 2$ agonist
- 혈관 평활근 수축시켜 홍조, 부종 호전 → 홍조형
- 미르바소 연고 - 수입 중단
- 알파간피 점안액 대체

주사 치료-연고(그 외)

- 칼시뉴린 저해제: 1차 선택은 아니지만, 홍조형이나 민감한 피부 타입, 혹은 스테로이드 연고로 인한 주사피부염에 고려
  T cell activation을 억제해서 증상 호전 추정
- 칼시뉴린저해제가 rosacea를 유발한다는 논문도 있음
- Pimecrolimus는 7주 이내, tacrolimus는 10주 이내 쓰기를 권장
- 옥시메타졸린 성분(Rhofade)은 아직 국내 시장 X

주사피부염 연고

Rosacea grade (classical)	I		II	III	IV
Rosacea grade (new)	Erythema	Telangiectasias	Papules/Pustules	Phyma	Ocular Rosacea
Azelaic acid	+	No data	+++	No data	(+)
Botulinum toxin	–	No effect	No data	No data	No data
BPO/Clindamycin	No data	No data	++	No data	No data
Brimonidine	+++	No effect	No data	No data	No data
Dapsone	No data	No data	Not available in CH	No data	No data
Erythromycin	No data	No data	++	No data	No data
Ivermectin	No data	No data	+++	No data	+
Metronidazole	+	No data	+++	No data	++
Permethrin	No data	No data	+	No data	No data
Pimecrolimus	+	No data	++	No data	No data
Retinoids	No data	No data	++	No data	No data
Steroids	–	–	–	–	+
Tacrolimus	+	No data	–	No data	+

Topocal dugs

주사 치료-경구제

- 중등도 이상의 증상
- 연고제에 반응이 없는 경우
- 구진농포형에 효과 좋음
- 홍조형에는 상대적으로 효과 적음
- 가려움, 자극감 등이 있는 경우에는 경구 항히스타민제와 병용
- 기본적으로 주사피부염약은 비보험(경구항히스타민제, 칼시뉴린저해제 연고 등은 보험으로)

주사 치료-경구제(Doxycycline)

- 40mg/d: sub-antimicrobial, anti-inflammatory dose (주사피부염 치료에 FDA 승인 용량)
- 보통 100-200mg/d
- 구진 농포형, 안구형에 효과
- 경과가 호전됨에 따라 서서히 용량 감량
- 짧게는 2-3개월에서 길게는 최소한의 유지 용량으로 6개월 이상도 고려
- 우리나라는 1T 100mg → 최소 용량 유지 시 2일에 1T 복용 등의 방법으로

주사 치료-경구제(Minocycline)

- 100mg/d
- 개인적으로 doxycycline이 GI troubl이 많아서 minocycline을 선호
- Doxy와 유사한 기전, 효과
- 100mg/d에서 시작하여 50mg/d 혹은 그 이상으로 복용 간격 늘려서 장기 유지
- 1T 50mg

Doxy vs Mino

- 전반적으로 미노사이클린보다는 독시사이클린이 선호
- 미노사이클린은 서구에서 aytoimmune hepatitis 유발 가능성으로 독시가 더 선호
- 개인적으로는 Gitrouble 때문에 미노 선호

경구제 사용은 언제까지?

- 내성의 문제
- Subantimicrobial dose는 항생제 내성을 유발하지 않는 것으로 보고(40mg daily)
- 18개월 사용 후 periodontal pathogen 기회 감염이 증가하지 않았고, normal flora 변화 없었음
- 100mg bid로 6개월까지 했을 때 부작용 많이 높지 않았음

주사 치료-경구제(기타 항생제)

- Tetracycline: 250-500mg bid
  Doxy에 효과 없는 경우 고려하였지만 최근에는 isotretinoin 으로 고려
- Metronidazole: 200-400mg bid
  안구형에 반응이 없는 경우 고려

주사 치료-경구제(Isotretinoin)

- 10-20mg/d
- 심하거나 경구 항생제 치료에 반응이 없는 경우
- 비류형: 피지샘 증식 방지
- 대부분 경구 항생제에 반응이 보이는데, 그렇지 않은 케이스에서 isotretinoin 치료(20mg/d → 10mg 주 2-3회 유지) 후에 효과를 봄

주사 치료-경구제(β-blocker)

- 홍조형
- 혈관 반응성이 과도하게 높은 경우 심한 홍조와 작열감으로 고생
- 연고류나 경구 항생제로는 잘 조절이 안됨
- 인데놀(propranolol): 10-40mg
- 저혈압, 어지러움, 서맥, 처짐 등 관찰

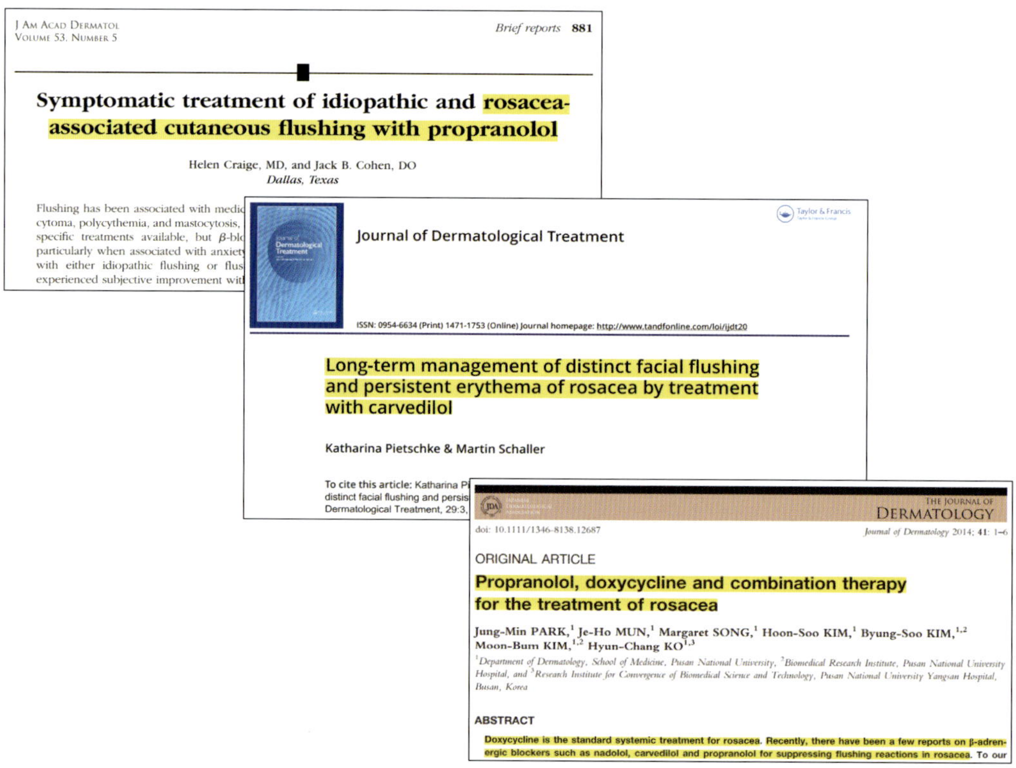
J Am Acad Dermatol
Volume 53, Number 5
Brief reports 881

Symptomatic treatment of idiopathic and rosacea-associated cutaneous flushing with propranolol

Helen Craige, MD, and Jack B. Cohen, DO
Dallas, Texas

Journal of Dermatological Treatment

ISSN: 0954-6634 (Print) 1471-1753 (Online) Journal homepage: http://www.tandfonline.com/loi/ijdt20

Long-term management of distinct facial flushing and persistent erythema of rosacea by treatment with carvedilol

Katharina Pietschke & Martin Schaller

The Journal of Dermatology
doi: 10.1111/1346-8138.12687
Journal of Dermatology 2014; 41: 1–6

ORIGINAL ARTICLE

Propranolol, doxycycline and combination therapy for the treatment of rosacea

Jung-Min PARK,[1] Je-Ho MUN,[1] Margaret SONG,[1] Hoon-Soo KIM,[1] Byung-Soo KIM,[1,2] Moon-Bum KIM,[1,2] Hyun-Chang KO[1,3]

[1]Department of Dermatology, School of Medicine, Pusan National University, [2]Biomedical Research Institute, Pusan National University Hospital, and [3]Research Institute for Convergence of Biomedical Science and Technology, Pusan National University Yangsan Hospital, Busan, Korea

ABSTRACT

Doxycycline is the standard systemic treatment for rosacea. Recently, there have been a few reports on β-adrenergic blockers such as nadolol, carvedilol and propranolol for suppressing flushing reactions in rosacea. To our

주사피부염 치료 flow chart

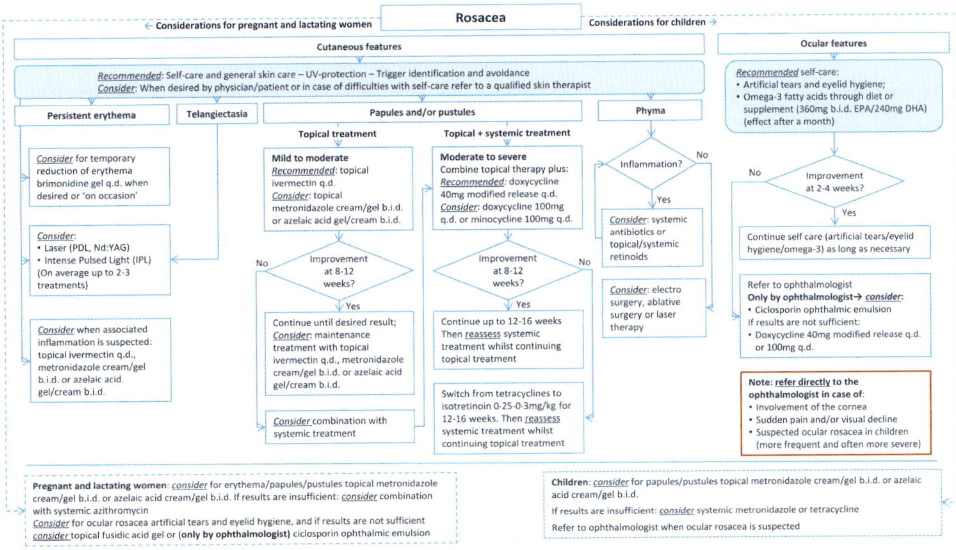

British Journal of Dermatology(January 2020)

주사피부염 치료

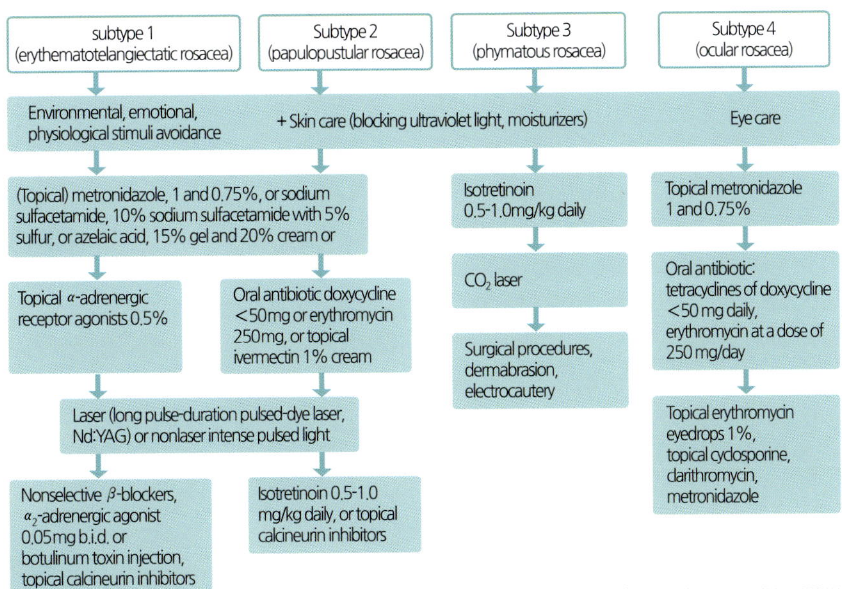

Appendage Disord. 2016 Sep;2(1-2):26-34. doi:10.1159/000446215

주사 치료-레이저

- 혈관성 증상 개선: 홍조, 모세혈관 확장증, 홍반
- 혈관레이저가 레이저 치료의 중심
- 홍조형이나 구진농포형의 홍반 등이 치료 대상
- 만성 염증의 피부 상태, 민감도 등을 고려하여 치료 시작은 보통의 홍조 치료보다 낮은 강도로 시작하여 점차 올리는 방식(gradual & gentle)
- 비류, 피부 상태 개선 등의 효과를 원하는 경우에는 니들RF 등을 고려

주사 치료-PDL

- 585-595nm
- 전반적인 홍조, 모세혈관 확장증 등에 효과
- 침투 깊이 1.2~1.5mm
- Rosacea의 홍조는 진피 상부(0.5~1.0mm)에 분포하여 상대적으로 깊게 침투하는 longNd에 비해 좀 더 좋은 선택

주사 치료-Long pulse Nd:YAG

- PDL에 비해 깊은 혈관에 반응
- 코 주변의 모세 혈관 확장증 잡는데 효과적
- PDL 반응 없는 경우
- Rosacea 치료에 한해 PDL>IPL>Long Nd

주사 치료-IPL

- 넓은 파장대(500~1200nm)로 다양한 깊이 침투 가능 (보통 560,590nm 필터)
- 홍조, 피부톤 등 개선
- 자극적이지 않음(상대적으로 멍, 붓기↓)
- 개인적으로는 PDL 장비가 없어 2주 간격으로 IPL과 LongNd 번갈아 가며 치료 중

레이저별 비교

DOI: 10.1111/jdv.14349 JEADV

GUIDELINES

Swiss S1 guideline for the treatment of rosacea

F. Anzengruber,[1] J. Czernielewski,[2] C. Conrad,[2] L. Feldmeyer,[3] N. Yawalkar,[3] P. Häusermann,[4] A. Cozzio,[5] C. Mainetti,[6] D. Goldblum,[7] S. Läuchli,[1] L. Imhof,[1] C. Brand,[8] E. Laffitte,[9] A.A. Navarini[1,*]

Table 3 Level of evidence of topical and systemical treatments in rosacea.

	I	II	III
Topical steroids	Contraindicated	Contraindicated	Contraindicated
Topical brimonidine	A	ND	ND
Intense Pulsed Light (IPL)	A	ND	ND
Pulsed Dye Laser (PDL)	B	ND	ND
Neodymium-doped, yttrium-aluminium-garnet (Nd:YAG)	B	B	ND

주사 치료-니들 RF

- 홍조: 혈관 수축 및 파괴
- 구진농포: 피지선 억제 및 항염(염증매개물질↓)
- Phyma 개선: 콜라겐 재생
- 진행된 주사피부염의 전반적인 피부 표면의 상태 개선
- 홍조, 염증, phyma 등에 두루두루 효과적이므로 다른 치료 방법들과 병행하기 좋음
- 초기 flare up 가능성이 있기 때문에 증상이 심하거나 급성기에는 피하는 것이 좋음

니들 RF의 홍조 치료

- 진피층의 혈관을 고주파 열로 응고 및 수축
- 진피층이 두꺼워 지고 탄탄해지면서 얇은 피부 두께로 인한 혈관 투과성 감소
- 혈관 운동 반응성(vasoreactivity) 감소
- 염증 매개 물질(Il-1, TNF-α, cathelicidin) 감소
- 홍조, 염증성 홍반, 모세혈관 확장증 등에 효과
- 다른 홍조 레이저와 병행 치료 가능

보톡스 홍조 치료

- 아직 Evidence D
- Evidence level은 낮으나 임상 보고나 현재 홍조 치료에 많이 쓰임
- 더모톡신 방식

비류의 레이저 치료

- 코 부위의 피지선 증식과 결합조직 과형성된 상태를 개선
- 코 홍조(부종), 모세혈관 확장증: 홍조 레이저
- CO2, CO2 프락셔널, 어븀야그, 니들RF
  →물리적으로 과증식된 조직제거(울퉁불퉁한 표면을 교정)

주사피부염 홍조형 치료

- 칼시뉴린저해제 (or 알파간피 점안액)
- 혈관 반응이 심한 경우 β-blocker 추가
- 홍조레이저(PDL, IPL, LongNd)
- 스킨부스터: 보통 인젝터 사용(물광, PDRN, PN, PDLLA...)
- 홍조형은 대부분 피부가 민감하거나 자극에 취약하기 때문에 충분한 보습, 진정 등을 강조

주사피부염 구진농포형 치료

- 메트로니다졸, 이버멕틴, 아젤라익산 중 택 1, 혹은 메트로니다졸 + 이버멕틴
- 경구 항생제(minocycline, doxycycline)
- 홍조형이 같이 동반되어 있거나, 반복적인 구진농포형 병변으로 인한 홍반이 산재되어 있는 경우에는 홍조레이저
- 아닌 경우에도 IPL, longNd(제네시스)는 도움
- 니들RF

홍조형+구진농포형 치료

- 두가지 형태가 같이 나타나는 경우가 많음
- 이버멕틴(or 메트로니다졸) + 경구 항생제 + 홍조레이저
- 개인적으로는 상황에 따라 칼시뉴린저해제도 추가하는 편
- 스킨부스터나 니들RF를 추가해도 좋음

주사비 치료

- 염증이 있는 경우에는 메트로니다졸, 이버멕틴 연고, 경구 항생제
- Phyma 개선을 위해 니들RF
- 증식된 조직을 물리적으로 제거 목적으로 CO2, CO2프락셀, 어븀야그 고려

주사피부염 치료 F/U

- 주사피부염 치료는 장기적으로 반복 치료임을 강조
- 홍조 레이저(or 니들RF) 같은 시술은 주기가 딱히 정해져 있지 않음
- 1년에 한 사이클
- 한 사이클 후 좋은 상태 유지를 위해 3-4개월에 1회씩 시술
- 좋은 상태를 유지하다가, 증상 악화의 에피소드가 자주 재발되면 다시 한 사이클
- 개인적으로는 고정된 주기보다는 치료 주기를 증상에 맞춰 유연하게 들어가는 것을 선호

주사피부염 F/U

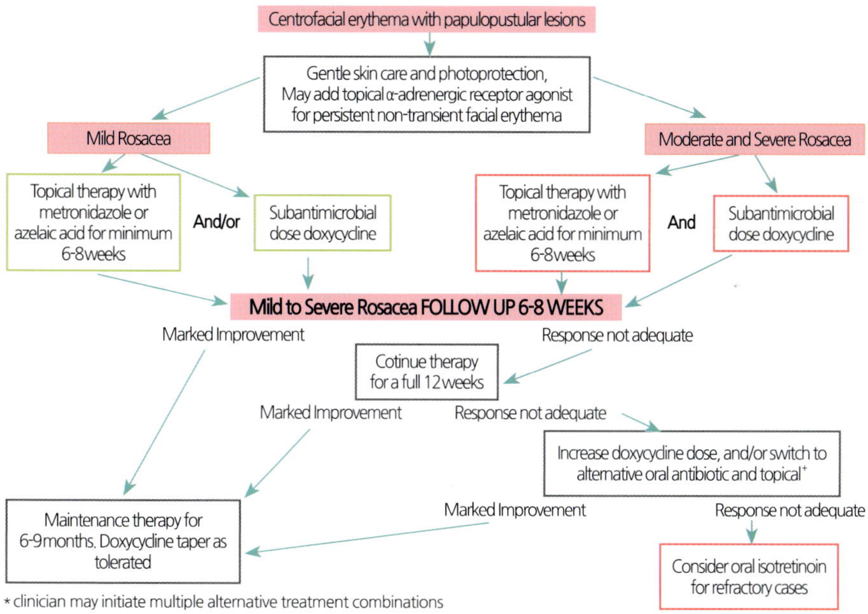

주사피부염 치료 case

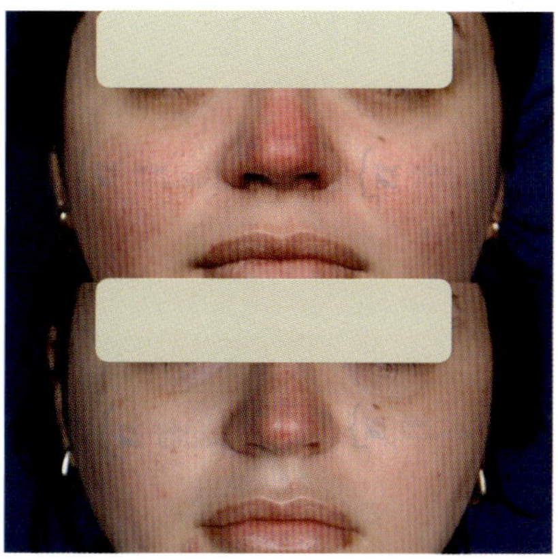

- 홍조형 + 주사비
- 경구항생제 + 홍조 레이저 치료
- 증상이 100% 사라지진 않았지만 이 정도 호전에도 환자들 만족도는 높음

주사피부염 치료 case

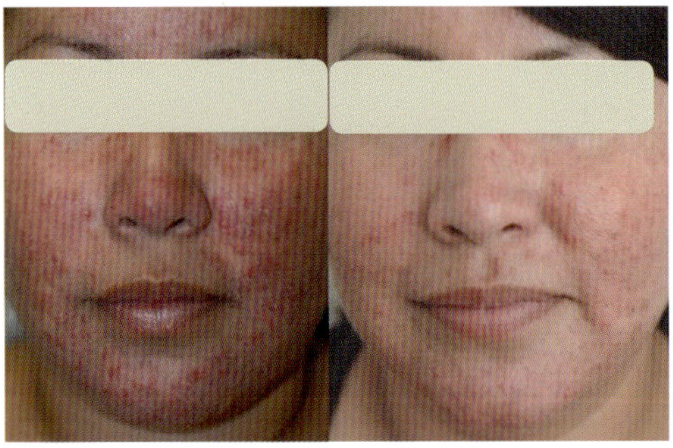

- 구진농포형
- 경구 항생제 치료만 잘 해줘도 많이 호전됨
- 수란트라(로섹스) + 경구 항생제 + 홍조레이저

주사피부염 치료 case

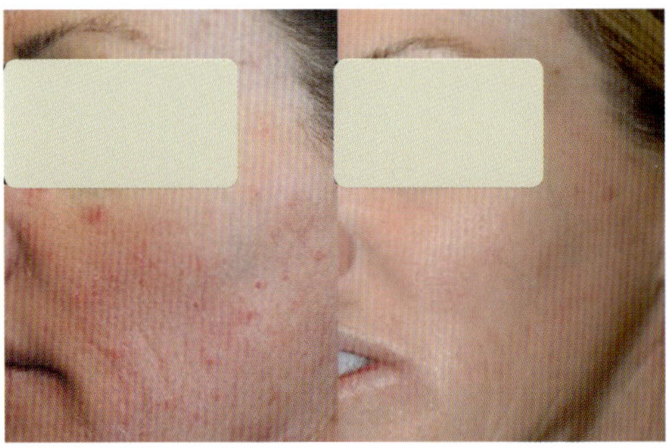

- 홍조형 + 구진농포형
- 엘리델 + 수란트라(피부가 민감하다면 로섹스) + 경구 항생제 + 홍조 레이저

주사피부염 치료 case

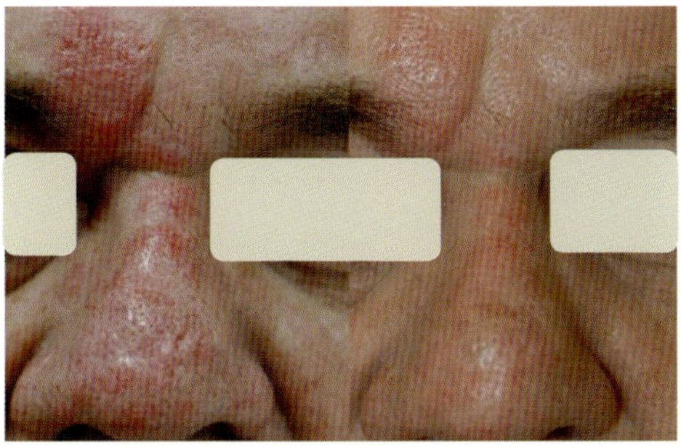

- 주사비
- 초기에는 염증 호전을 위해 경구 항생제 + 수란트라
- 염증이 호전된 후에는 경구 이소트레티노인 + 니들Rf

5강 미리 소개

- 진료 중에 많이 보는 피부 질환에 대한 강의
- 기존에 실전진료워크숍에서 했던 보험피부 질환에 대한 강의는 부족하거나 중복된 부분들이 있어 새롭게 정리 및 편집하여 준비 중입니다.
- 타과 진료를 보시는 분들에게도 유용하겠지만, 피부 미용만을 보시는 분들도 기본 피부 질환을 알고 미용 시술을 하시는 것이 많은 도움이 됩니다.
- 잘 준비해서 준비했던 5개의 강의 잘 마무리 하겠습니다. (보너스 Q&A 1강 준비 중입니다^^)

피부·미용 시술동영상과 저자 직강 녹음강의로 쉽게 배우는

여드름(치료·홍반·흉터)과 모공, 주사피부염 실전 진료 매뉴얼

저 자 서준빈

발행인 진원일

발행처 닥터스북

주 소 서울시 구로구 구로중앙로 207 오퍼스1 511호

전 화 02) 445 3004

팩 스 02) 445 9004

발행일 인쇄 2025년 11월 12일

발행 2025년 11월 18일

ISBN 979-11-85065-46-5

정 가 80,000원

닥터스북실전진료워크숍

- 내과진료편 -

강사 : 박진용 원장 (서울굿모닝내과의원, 내과 전문의)

QR코드를 스캔하시면
상세 정보를 보실 수 있습니다.

2025년 7월~2026년 2월

→ 오전11시~오후4시30분 (5시간 강의, 오후1시~오후1시30분 식사)

➤ 제1강 (7월 27일, 일요일) : 서론(개원가 내과 진료를 위한 다양한 팁, lab의 해석) 및 고혈압

➤ 제2강 (8월 31일, 일요일) : 당뇨(경구약)(+ 당뇨약제 보험 급여의 완벽한 이해)

➤ 제3강 (9월 21일, 일요일) : 당뇨(주사제) 및 이상지질혈증(+ 경동맥 초음파 해석)

➤ 제4강 (10월 26일, 일요일) : 호흡기 약제 및 질환(+ CXR/PFT 해석, 흡입기, 천식/COPD)

➤ 제5강 (11월 23일, 일요일) : 소화기 약제 및 질환(위장관/간담췌 약제 및 질환 + 위대장 내시경/복부 초음파 해석, CHB)

➤ 제6강 (12월 21일, 일요일) : 갑상선 질환(+ 갑상선 초음파 해석, 임부/수유부) 및 골다공증(+ 골밀도 해석)

➤ 제7강 (26년 1월 25일, 일요일) : 감염 질환(+ 항균제, 예방접종) 및 기타 내과 질환(류마티스/혈액/신장/알레르기/심장)

➤ 제8강 (26년 2월 22일, 일요일) : 증상별 감별 진단 및 케이스로 정리하는 내과 질환(단순 또는 복합 케이스)

전화문의 → 010.3901.5853(직통) / 02.445.3004